Tc 7

T. ?NN. 1640
B.7

LA PHILOSOPHIE

DE

LA FOLIE

OU

Essai Philosophique sur le Traitement des Personnes attaquées de Folie.

*Par M. Joseph Daquin, Docteur en Médecine de
la Royale Université de Turin, Médecin de l'Hôpital des Fous & de l'Hôtel - Dieu de Chambery,
Membre de l'Académie des Sciences, Belles - Lettres
& Arts de Lyon, de la Société d'Agriculture de
Turin & Correspondant de la Société de Médecine
de Paris.*

Morbi igitur ab animi pathemate pendentes, blandè
ac leniter tractandi sunt : à nimiâ remediorum co-
piâ & vehementiâ quàm maximè abstinendum.
Baglivi Praxeos Medicæ, *Lib. I. Cap. XIV.*

A PARIS;

Chez Née de la Rochelle, Libraire, Rue du
Harepoix près du Pont St. Michel N°. 13.

1792.

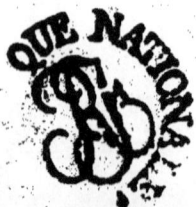

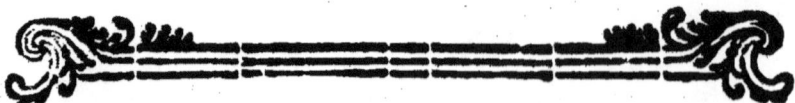

A L'HUMANITÉ.

HUMANITÉ, mot sacré, expression consolante, dont le sentiment devroit être dans tous les cœurs ! C'est à toi à qui s'adresse cet écrit ; c'est pour les hommes chez qui réside cette sensibilité sympathisante aux maux d'autrui, qu'il est composé. Que ceux à qui cette vertu est étrangère, que les égoïstes sur-tout s'épargnent la peine de le lire ; il n'est pas fait pour eux ! Mais, vous, ames honnêtes & compatissantes qui vous tourmentez sans cesse des peines des autres & du besoin de les adoucir ! Agréez de ma part ce tribut digne de votre grande ame ? Je vous l'offre avec assurance, parce que c'est le tableau du plus grand mal de la vie, & parce que la bienveillance en est le plus grand remède. Que l'humanité, cette vertu bienfaisante, vous enflamme d'un noble & généreux enthousiasme pour soulager les malheureux dont je retrace ici la peinture ? Ces êtres dont la raison est égarée, je les ai étudié de près, & ils m'ont vivement intéressés. C'est d'après cette étude & cet intérêt que je me suis enhardi à vous en faire hommage. Reçois-le donc ? O Humanité ! Recevez-le vous tous qui vous plaisez à la pratiquer, comme un témoignage du zèle avec lequel je m'y suis à jamais dévoué.

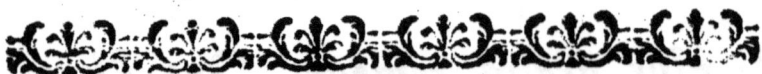

AVANT-PROPOS.

Le titre de cet ouvrage paroîtra peut-être singulier ; on trouvera sans doute ridicule d'allier le mot qui désigne *l'amour de la sagesse* avec celui *de la folie* ; une telle contradiction, j'en conviens, semble même d'abord assez frappante. Mais si le lecteur, avant de porter son jugement, daigne se dépouiller de la prévention que peuvent faire naître ces expressions discordantes; s'il veut méditer mes raisons, s'il veut les peser à la balance de l'équité ; alors il verra que je n'ai pas si grand tort; alors il sera forcé d'avouer qu'il existe aussi réellement une *philosophie de la folie* qu'une philosophie de tout autre objet, & que j'ai pu, que j'ai dû même parler de philosophie, comme le seul secours peut-être à apporter dans le traitement de la folie. La critique peut élever fa voix contre ce que je propofe ; je la refpecterai fi elle eft honnête & décente ; je l'écouterai & me conformerai volontiers à fes avis, fi elle eft judicieufe & fur-tout fi elle ne fe reffent pas de la maladie dont il eft ici queftion. Sans doute j'ai pu me tromper dans le cours de ma vie ; on verra que je l'avoue avec franchife ; je rougirois même fi je le taifois. Et qui pourroit fe flater de ne pas faillir ? L'étude, moyen feul & affuré de découvrir la vérité, n'a-t-elle pas fouvent entraîné dans l'erreur celui qui la cherchoit avec ardeur, avec courage & de bonne foi. Du moins ce qui me tranquillife, c'eft que la mienne ne prend pas fa fource dans mon cœur, elle ne tient qu'à mon efprit.

Le fujet que j'ai entrepris de traiter, m'a femblé des plus intéreffans, la perte de la raifon, la dégradation involontaire de cette belle qualité de notre ame, de celle qui en conftitue l'essence, & nous distingue si supérieurement de tous les autres êtres organisés. En effet, quel malheur accablant, & comment être homme & ne pas s'intéresser à la privation de ce qui lui donne ce rang éminent dans l'univers? J'oserois même prononcer que celui qui voit un fou sans être touché de son état, ou qui s'en fait un amusement, est un monstre moral. C'est cet état qui m'a profondément attristé; c'est cet état qui ne tenant ni de l'homme ni de la brute, mais qu'il est & sera toujours fort difficile de définir, m'a mis la plume à la main. J'ai tâché de faire voir que si dans cette cruelle affliction on ne peut pas toujours guérir par les agens physiques sans cependant les abandonner tout-à-fait, on peut au moins pallier, soulager & quelquefois réussir à la détruire par les ressources morales, je veux dire en apportant dans les soins qu'on leur donne, beaucoup d'humanité, & ce mot comprend sans doute bien plus de choses qu'on ne sauroit l'imaginer ; car, selon moi, il veut dire ici beaucoup de sagesse. Parmi le nombre des malheureux frappés de folie & soumis à mes soins depuis quatre ans , certainement je n'ai pas toujours réussi , quelques moyens que j'aie employés ; mais au moins j'ai la douce satisfaction de n'avoir jamais aigri leurs maux , & si j'ai manqué de talens , je n'ai manqué ni de bonne volonté , ni de perséverance à chercher à leur être utile ; je suis toujours entré dans leurs tristes réduits , sans crainte , souvent tout seul , & sans imaginer même qu'étant presque toujours méchans & insidieux , ils pouvoient attenter à ma vie , tant étoit forte chez moi l'idée qu'allant pour les consoler , ils n'auroient pas même dans leurs accès, celle de vouloir exercer sur moi leurs fureurs & leur désespoir : je puis même assurer avec la plus grande vérité , qu'aucun

d'eux

d'eux n'a seulement jamais pris des travers contre moi, quoiqu'on sache qu'il est assez ordinaire que les fous en prennent communément contre quelques-uns de ceux qui vont les visiter ou qui sont employés à leur service.

J'ai souvent réfléchi sur l'état des maisons qui sont destinées aux fous, & j'ai cru appercevoir qu'il s'en falloit de beaucoup que l'administration Medico-économique qui y est en usage, fût propre à remplir le but proposé, c'est-à-dire, la guérison ou tout au moins le soulagement de cette sorte de malades ; elle devroit être fondée sur une économie sage, prévoyante, active & salubre, mais cependant point assez parcimonieuse de peur qu'en accroissant les revenus de la maison, elle ne contribuât en même tems à augmenter les maux physiques de ces malheureux. Je ne voudrois pas, par exemple, que la nourriture des fous fût absolument bien recherchée ; je sens

même que dans un hôpital de cette
nature, il est impossible de satisfaire
tous les goûts & tous les caprices : les
uns ne veulent souvent que du pain,
les autres n'aiment que la soupe ; quelques-uns désireroient un peu de vin,
d'autres le refusent constamment, mais
au moins il seroit convenable que l'administration veillât sur ce qu'on leur
donne en général & s'assurât si les
alimens, quoiqu'apprêtés en grand, le
font assez bien & sur-tout avec cette
propreté si essentielle à la santé & que
l'on rencontre rarement dans les hospices de charité ; si la nourriture est
communément & passablement choisie,
& particuliérement si le pain qui en
fait la base est de bonne qualité ; si
le vin, quoique distribué en petite
quantité, n'a contracté aucune espèce
d'altération, & sur-tout si les vases
quelconques destinés à leur usage, sont
maintenus dans une propreté convenable. Un des articles le plus important

au bien-être des fous, & fur lequel on porte une indifférence bien blamable, eft la conftruction & l'emplacement des loges où ils font renfermés. Prefque par-tout, hormis en Angleterre (a), ce font de vrais cahots, où à peine la lumière du jour pénétre, où regne un méphitifme continuel, parce que l'air n'y a pas un libre accès, & parce que ce fluide fi bienfaifant, lorfqu'il eft renouvellé à propos, ne peut y ac-querir cette qualité fi néceffaire à fa falubrité. Ces réduits font prefque par-tout fitués au rez de chauffée ; leur fous pied eft pavé en cadettes, & on s'apperçoit très-fenfiblement, quand on y entre, d'une humidité fétide qui augmente encore par la puanteur de leurs excrémens. Ah ! Quelle fatisfac-

_____

(a) Il y a à Londres l'Hôpital de Bethléem où les fous font traités avec toute l'humanité & tous les foins imaginables ; & à Manchefter on en a bâti un depuis peu, où, d'après le compte qui en a été rendu, les fuccès ont été étonnans.

tion confolante & bien douce doivent éprouver les ames fenfibles, en vifitant les maifons des infenfés, lorfqu'elles peuvent appercevoir que le poids des mifères humaines y eft allégé par les fecours d'un hofpice, pour ainfi dire, amical & dans lequel il eft difficile de défirer que les avantages en tout genre puiffent acquérir plus d'étendue. Mais, hélas ! La vérité me force d'avouer qu'on eft encore bien éloigné de rendre ces établiffemens auffi parfaits qu'ils pourroient le devenir. Et pourquoi craindrois-je de le dire ? La vérité qui eft facrée pour tous, ne doit-elle pas l'être davantage, lorfqu'il s'agit d'un objet auffi conféquent. Que m'importe d'ailleurs de heurter l'amour-propre des hommes & de bleffer leur orgueil ? Je me rends compte à moi-même, je tourne & retourne les feuillets de l'hiftoire de la Médecine, de celle des fiécles ; je n'y trouve rien de fatisfaifant. Je prête une oreille docile & humaine aux cris

de ces malheureux ; j'interroge l'ordre
moral & physique , & nulle part je
ne vois qu'on se soit intéressé au sort
de cette espèce d'infortunés (*b*). Combien cependant qui, privés de la raison,
offrent à leurs semblables un spectacle
bien humiliant ! Combien donc les travaux & la misère, souvent la source
de cette funeste maladie, commencent
avant le jour & se prolongent bien
avant dans la nuit ? Ah ! Vous riches
& égoïstes , tandis que vous prodi-
guez le trésor d'une santé précieuse,
songez-vous à ce grand nombre d'infortunés qui, abbatus par les maladies
ou couverts d'ulcères souvent hideux
même à celui qui les porte, sont en-
tassés dans les hôpitaux , où l'attente
de leur guérison se convertit souvent en

***

(*b*) Il faut cependant rendre justice à l'ordre
hospitalier de Malte : il existe dans cette Ile un
Hôpital dont la fondation se trouve être la seule,
peut-être, sur la terre qui embrasse l'humanité dans
le système d'une bienveillance universelle,

un désespoir cruel, si ce n'est en une mort lente & douloureuse.

Mais auroit-on donc négligé les hospices destinés particuliérement aux insensés, parce qu'on guérit rarement ces malades ; parce qu'il y a souvent du danger à les approcher & presque toujours du dégout à les soigner ; parce qu'enfin le préjugé, où l'on est que les fous ne sont plus propres à rien, quand même ils viendroient à recouvrer leur raison, nous fait sans doute contracter une indifférence absolue sur leur sort & une habitude devenue presque générale de les regarder comme des êtres entiérement ignorés & totalement séparés du reste des hommes ? De semblables motifs doivent, ce me semble, être au contraire une raison bien forte pour leur tendre une main compatissante ; car plus ils sont, pour ainsi dire, le rebut de l'espèce humaine, plus ils sont dignes d'une pitié vigilante & recherchée. On a élevé à grand frais des bâtimens fomptueux, vaftes & commodes pour ces hommes courageux dont les membres ont été mutilés en défendant la patrie ; à Dieu ne plaife que je vouluffe blamer de pareils établiffemens, cette efpèce d'infortunés qui bien fouvent ne jouiffent plus de la vie que dans une portion de leur corps, mérite, fans doute, tous les foins & tous les égards dus à leur bravoure & à leur intrépidité ; mais les infenfés, ces êtres qui, le plus fouvent, ne fe doutent pas même de leur exiftence, dont la plûpart ne fongent pas feulement aux befoins d'une fubfiftance journalière, ou qui font abfolument incapables de fe procurer les objets de première neceffité, ces êtres, dis-je, n'ont-ils pas auffi le droit d'exiger de la fociété, des commodités & des attentions fcrupuleufes qui fuppléent le défaut de leur raifon & l'aliénation de leur efprit ? Tout au moins devroit-on les foigner auffi bien que ces animaux rares, par-

ticuliers, mais inutiles, que l'on raf-
femble & que l'on entretient, à la honte
de l'humanité, dans des ménageries,
où rien ne leur manque de tout ce
qui peut faire jouir long-tems du plai-
fir infipide de les contempler. Mais je
m'arrête; contentons-nous de gémir
fur les inconféquences des hommes; ce
n'eft pas ma tâche d'en crayonner le
tableau, je dois me borner à tracer
celui de cette trifte & défolante *maladie* qu'en général on appelle *folie*.

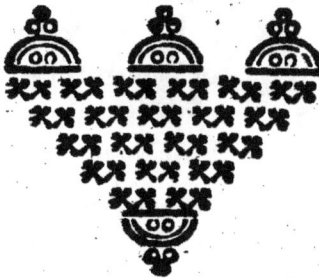

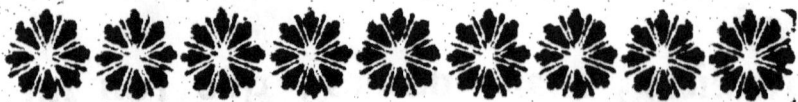

LA PHILOSOPHIE

DE

LA FOLIE.

Quelle affligeante entreprise que celle de descendre dans des cachots pour y observer & décrire l'économie animale désorganisée ! Quelle triste science que celle où l'individu qui en fait son étude, est obligé d'examiner d'autres individus de même nature que lui, mais qui cependant, n'étant pas lui paroissent être dans un état intermédiaire entre l'homme & la brute, je veux dire, celui *de folie* ! La médecine est précisément cette science, dont les vues tendant toujours au soulagement des maux qui sans cesse nous assaillent, ne sont malheureusement pas toujours remplies ; & si la profession du médecin est pénible en tout point, combien ne le devient-elle pas davantage, lorsqu'il est obligé de visiter des hommes dont les fonctions intellectuelles sont décomposées ; lorsqu'il faut déraisonner, pour ainsi dire, avec eux, écouter tout ce que l'esprit humain peut enfanter de plus extraordinaire, & surtout lorsqu'il s'agit de les soigner, de trouver des moyens, sinon pour les guérir entiérement, du moins pour les soulager ou adoucir leur sort bien moins à plaindre peut-être qu'on ne croit, parce que n'ayant pas le véritable, le juste sentiment

de ce qu'ils font , ils déviennent par conféquent incapables de réfléchir fur leur état & d'apprécier toute l'étendue de l'infortune dans laquelle
ils font plongés ?

Quel fujet de méditations pour le philofophe &
fur-tout pour le philofophe médecin ! Voir l'homme
ainfi dégradé dans la plus belle & la plus noble
partie de lui-même , fouvent fans être capable de
recevoir la moindre impreffion de la parole , fans
craindre celle de l'intempérie des faifons , bravant
les menaces , infenfible aux cruautés que trop fouvent l'on exerce fur lui , & fouvent auffi ne don-
nant pas le plus petit figne de douleur aux coups
dont il eft frappé , ni aux châtimens qu'on lui
inflige , enfin n'ayant pas même , à ce qu'il paroît , l'idée de fa propre exiftence. Telle eft en
racourci la peinture fidèle & malheureufement trop
vraie de la fituation des fous , de ces hommes ifo-
lés , abandonnés de toute la nature , que l'on fuit,
que l'on eft obligé de fermer dans des cachots
comme des bêtes feroces , & que la curiofité , malgré la crainte qu'ils infpirent , nous pouffe fouvent
à aller voir comme celles que l'on tient dans des
ménageries.

Venez donc , hommes fiers & orgueilleux qui
méprifez vos femblables , entrez avec moi dans ces
réduits horribles & vous apprendrez où peut aller
finir toute votre morgue infolente ? Venez , vous
ambitieux , qui courez aux honneurs & à la domina-
tion ? je vous y montrerai un de vos femblables,
qui naguères fuivoit votre même carrière , & vous
verrez à quel état l'a réduit fa paffion démefurée.
Entrez , favans & vous hommes de génie & de
lettres ? Venez obferver ce qu'eft devenu l'organe
qui produifoit autrefois des chefs-d'œuvres , & voyez

ce qu'il produit maintenant ? Comparez l'état de ce cerveau qui dans un tems enfantoit des ouvrages admirés de tout l'univers, & qui aujourd'hui est incapable de mettre aucune liaison dans ses idées, chez qui elles n'ont aucun rapport entr'elles, & dont les combinaisons extravagantes ne forment plus que des résultats qui leur sont analogues ? Comparez, dis-je, l'état de cet organe avec celui de Newton, de Leibnitz, de Jean-Jacques, avec le votre même, & gémissez d'une pareille subversion dans l'ordre naturel ? Et vous, hommes sensibles, dont le cœur tendre s'enflamme avec vivacité & se laisse facilement aller aux charmes d'un objet séduisant, pénétrez dans ces retraites obscures & vous serez témoins de tout le désordre qu'à causé dans cette jeune personne la passion, à la vérité, de toute la nature, mais en même tems la plus fougueuse que je connoisse ? Voyez la nudité de tout son corps & la mal-propreté dans laquelle elle aime à le tenir ? Ecoutez les propos indécens qu'elle tient, les paroles du plus affreux débauché qu'elle profère, tandis qu'autrefois, douée de ce bel apanage de son sexe, la pudeur, elle auroit rougi jusqu'au blanc des yeux, d'un mot qui eut pû donner prise à l'interprétation la plus douteuse ? Venez enfin fanatiques & superstitieux, qui envisagez la réligion sous un aspect bien différent de ce qu'elle est & qui la faites voir aux autres par vos yeux ; venez y contempler ce malheureux, qui né avec un caractère doux & bienfaisant, est tout-à-coup devenu un forcené, parce qu'ayant douté, un instant, de l'étendue de la miséricorde divine, il s'est imaginé qu'il ne pourroit jamais en obtenir le pardon de ses erreurs ? N'êtes-vous pas effrayé des attitudes terribles & menaçantes de son corps, des blasf

4

phêmes exécrables qu'il vomit contre l'univers entier & sur-tout contre les ministres du dieu de paix ?
Ces cris affreux qu'il pousse, ces convulsions dont
son corps est agité, cet état de désespoir qui lui
donne la force de briser tout ce qui tombe sous
la main & d'abattre les murs qui le séparent du
reste des hommes, ne sont-ils pas suffisans pour
vous inspirer de l'effroi & de la compassion ?

Après un semblable tableau sans doute bien humiliant, cette foule de passions qui font le tourment de la plupart des hommes & qui les jetent
ordinairement dans cet état funeste, n'a plus qu'à
se taire pour toujours : cette peinture devroit leur
servir de préservatif & leur inspirer une salutaire
frayeur, afin d'éviter de tomber dans cet abîme de
dégradation. Je n'ai cependant décrit que le plus
petit nombre des espèces de démences & même les
plus communes dont les hommes soient attaqués,
mais elles n'en sont pas moins les plus affreuses &
celles qui inspirent le plus de compassion. Combien de nuances, combien de degrés entre celles
même dont je viens de faire la peinture ? Combien
d'individus qui, sans avoir les accès convulsifs
de la colère & les élans de la fureur, annoncent
des aliénations qui les mettent hors de la société ?
Combien de folies tranquilles &, pour ainsi dire,
douces ; combien de folies muettes & silencieuses,
incapables à la vérité de troubler l'ordre social,
mais incapables en même tems d'en remplir les
devoirs ? Quelle variété même n'observe-t-on pas,
parmi celles qui sont froides & tristes ; & quelle
différence encore toute contraire entre celles qui sont
gaies &, (qu'on me pardonne l'expression) folles,
ou qui paroissent n'avoir qu'un seul objet en vue,
& qui vous excitent autant au rire qu'à la pitié.

Je me propose seulement, dans cet ouvrage, de parcourir légérement tous ces différens genres de folie ; je ne pourrois pas promettre de les analyser à fond, il faudroit plus de talens que je n'en ai, & plus de tems que ne m'en laisse la pratique de la médecine. On auroit aussi besoin d'un plus grand nombre d'observations, elles tiendroient lieu d'autant de données d'après lesquelles on partiroit pour tirer des conséquences qui pussent devenir avantageuses à ces sortes de malades. On manque de détails anatomiques relativement aux ouvertures des cadavres des fous, & l'on peut dire à la honte, non pas de l'art, mais bien des artistes, que ces détails ont été infiniment négligés. Peu d'auteurs même se sont attachés à l'observation des fous, encore moins à leur traitement ; soit par la crainte qu'ils inspirent, soit par le dégoût qu'entrainent avec lui les soins qu'on doit leur donner, soit peut-être par le trop funeste préjugé où est le plus grand nombre & le commun des médecins qui regardant cette maladie comme presque incurable, ont pensé, que dès qu'un homme a donné des signes de démence, il faut aussitôt le fermer parce qu'il peut nuire à ses semblables, ou parce qu'il ne peut leur être bon à rien. Il y en a même qui, pour traiter cette maladie, ont une routine qu'ils employent presque dans tous les cas, & lorsqu'ils ont épuisé toute leur science sur eux, qu'ils les ont également rebuté par la quantité de leurs remèdes, comme par ceux qu'ils ont donné à contre-sens ; lassés à la fin autant que les malades, ils les abandonnent à leur triste sort, jusqu'à ce qu'il plaise à la providence d'en décharger le globe ; bien souvent même la multiplicité des remèdes, qui ne donne pas le tems à la nature de se reconnoître & de réunir ses forces pour se débarasser, les fait passer d'un degré de cette maladie à un autre beaucoup plus fâcheux, & dans lequel, ne pouvant plus ressentir l'action des secours bienfaisans que leur administreroit une main sage, prudente & humaine, ils ne sont plus susceptibles d'aucune espèce de guérison.

J'ai fouillé dans plusieurs auteurs, afin de m'assurer si j'y découvrirois quelque chose d'analogue à mes idées sur la folie, & je n'y ai rien trouvé de satisfaisant. Les sociétés littéraires même & les académies ne se sont guères occupées de cet objet; plusieurs d'entr'elles proposent des prix chaque année; des citoyens vertueux en ont même fondés dans différens endroits pour des objets très-utiles à la vérité; mais aucun n'a pensé à ces malheureux individus, & aucune de ces sociétés ne s'est mise en état d'avoir sur cette maladie quelque chose de satisfaisant & d'avantageux pour ces malades.

Ce n'est pas mon intention, ainsi que je l'ai ci-devant, de donner un traité complet sur la folie. Plusieurs auteurs en ont parlé d'une manière didactique, ils se sont borné à la grande division de la folie en mélancolie & en manie & c'est sous ces deux dénominations qu'ils ont compris toutes les différentes espèces de folie; ils n'ont assigné de traitemens que pour ces deux cas, & n'ont rien proposé pour les autres. Mon dessein est seulement de parcourir en général les différentes branches de cette malheureuse affliction du genre humain, sans entrer dans des détails qui ne pourroient convenir qu'à l'école. Je tâcherai de me rendre, s'il se peut, autant intelligible à ceux qui ne sont pas médecins, qu'à ceux qui le sont, & de devenir par-là sur-tout utile aux maisons dans lesquelles sont

renfermés ces fortes de malades, ainfi qu'aux ad-
miniftrateurs de ces mêmes établiffemens.

Afin de pouvoir découvrir la folie fous toutes
les faces fous lefquelles elle fe montre & dans toutes fes nuances, car elle en a beaucoup, il faut
en donner une idée claire & précife, qui la faffe
reconnoître prefque au premier afpect. D'ailleurs il
n'eft pas toujours néceffaire d'être abfolument maniaque, pour qu'il foit décidé qu'on eft fou; on devroit
même ufer de beaucoup de prudence & de précautions avant de conftater la folie; & il feroit à propos d'affigner une ligne de démarcation, pour
ainfi dire, entre le dernier dégré de raifon & le
premier de la folie. Les Médecins ne fe font pas
affez attachés à défigner pofitivement ces deux degrés, pour les préfenter clairement aux jurifcon-
fultes, lorfqu'il s'agit de décider l'état civil d'un
individu à cet égard & d'apprécier fi fes actions
s'écartent des routes ordinaires du bon fens, autant
eu égard à fa famille, qu'à celui du refte de la
fociété dont il fait partie.

Qu'eft-ce donc que la folie? *La folie* en général eft cet état dans lequel l'exercice des opérations
de l'ame ou de l'efprit ne fe fait pas complète-
ment, ni toujours fuivant les loix de l'ordre naturel, c'eft-à-dire, dans lequel cet exercice eft contraire à la raifon qui doit elle-même être confi-
dérée comme le réfultat de toutes ces différentes
opérations bien conduites. Cette définition ne fera
peut-être pas du goût de tous les Lecteurs; cependant
dant fi on veut tant foit peu réfléchir, on verra
que la maladie appellée *folie*, n'eft pas la même
chez tous, qu'elle n'eft pas toujours conftante, &
qu'elle n'affecte pas non plus toujours, tout à la fois
toutes les opérations de l'efprit, & que par con-

féquent la définition que j'en donne , en renferme toutes les efpèces , de manière que pour peu
qu'on obferve un fou, qu'on s'entretienne avec lui,
& qu'on le fréquente , il eft impoffible de ne pas
décider, avec affurance, que tel individu l'eft ou ne
l'eft pas. Ainfi, il fera donc vrai qu'un homme fera
réputé fou , toutes les fois qu'il s'écartera des règles de la raifon, foit dans fes penfées, foit dans
fes difcours , foit dans les actions ordinaires de
fa vie , parce que la folie , quoiqu'elle admette
l'exercice de toutes les opérations de l'ame , eft
exactement le contraire de la raifon.

Mais pour bien appercevoir le contrafte qu'il y a
entre la folie & la raifon, ne conviendroit-il pas auffi
de définir ce qu'on entend par la raifon, afin d'apprécier au jufte l'état du fou & celui de l'homme
raifonnable ? Les philofophes & fur-tout les médecins n'ont pas encore affez approfondi cette matière ; chacun parle de folie , chacun profère le
mot de raifon , & la ligne de féparation entre ces
deux états n'eft peut-être pas encore exactement
tracée. Il peut même bien fe faire que celui qui
eft hors des limites de l'un ou de l'autre, ne fera,
dans l'acception rigoureufe des termes, ni un fou,
ni un être raifonnable. Or la *raifon* , felon moi,
eft cette faculté dont la nature a pourvu chaque
homme pour connoître la vérité, en tant qu'elle
lui eft néceffaire , foit pour fa confervation, foit
pour fon bonheur , foit pour le bien général de
la fociété , & dont l'évidence des objets frappe fon
efprit & lui enlève fon confentement ; ou plutôt
la raifon eft la connoiffance du vrai , & la folie
eft la privation de cette connoiffance.

D'après ces définitions je crois que s'il n'eft pas
auffi aifé de claffer les fous, il fera du moins plus
difficile

difficile de ne pas les reconnoître & de les confondre avec les autres individus de la société ; il me paroît même que toutes les différentes aliénations d'esprit peuvent être circonscrites dans l'énumération suivante : les fous à lier comme les fous tranquilles ; les extravagans comme les insensés , les imbécilles comme ceux qui sont simplement en démence. Car , quoiqu'il y ait encore différens degrés entre ces espèces de folie ; cependant chacun des malheureux qui seront dans cet état, n'aura pas la faculté naturelle de connoître le vrai physique ou moral, adapté à sa conservation , par conséquent à son bonheur & à celui de la société. Dans le fou furieux toutes les facultés intellectuelles sont dans une vivacité & une activité contre-nature ; tout est outré chez lui, ses mouvemens physiques & moraux passent les bornes naturelles ; il a une force musculaire surprenante , jusqu'à briser les chaînes dont il est enlâcé, à rompre les murs qui le renferment ; l'individu même qui tient à ce sexe aimable, frêle & délicat, dont le caractère distinctif, est la douceur, devient alors, pour ainsi dire, un ours furieux ; son imagination ne voit que des ennemis, & ses pensées ne sont que colère & emportement ; toutes ses attitudes sont forcées, & rien chez lui ne ressemble plus à ce qu'il étoit avant la perte de sa raison.

Dans le fou tranquille au contraire , tout y est en opposition avec le fou furieux : celui là paroît continuellement réfléchir ; il parle peu ou presque point : on diroit qu'il est absorbé dans de profondes méditations ; il garde constamment la place qu'il a choisie, ne s'agite presque pas & le repos semble être l'état où il se plaît le plus. Cependant on ne doit pas se fier à cette morne tranquillité qui n'est souvent qu'insidieuse & traitresse, ce qui la rend d'autant plus dangereuse : car au moment qu'on le croit le plus calme, il cherche à vous nuire, à s'échapper ou bien il vous tend des piéges méchans & artificieux dans lesquels souvent la plus grande prudence n'empêche pas de tomber. Si vous l'interrogez, rarement répond-il ; & si vous le forcez à répondre, alors il est aisé de s'appercevoir que sa raison est en défaut, que ses propos n'ont aucune liaison ni aucun rapport entr'eux, & qu'il est par conséquent incapable de connoître la vérité rélativement au bien commun de la société.

L'extravagant n'observe & ne connoît aucune des règles de la raison ; il ne suit que ses caprices, il passe à chaque instant d'un objet à un autre sans s'arrêter à aucun : c'est une volubilité étonnante dans la parole, il ne vous donne pas le tems de placer un mot ; une foule d'idées singulières & incohérentes se suivent avec une rapidité inconcevable &, pour ainsi dire, se chevauchent. Il n'est pas possible d'imaginer, comment le cerveau peut fournir des idées avec tant de précipitation & d'impétuosité, & les muscles de la langue autant de contractions & de relâchemens alternatifs & continuels, qu'ils sont necessités d'exécuter pour la faire mouvoir.

Le fou extravagant est vraiment l'opposé du fou stupide ; il va, vient & est dans une agitation de corps continuelle ; il ne fait nulle attention à ce qu'on lui dit ; il ne craint ni danger ni menaces ; mais cependant il ne nuit jamais à personne ou du moins très-rarement. Comment donc cet état pourroit-il être celui de la raison qui est sage & modérée dans toutes ses opérations, dont tous les discours conviennent au sujet qu'elle traite

& dont les actions ont toute la moralité qu'exigent les circonstances ?

Le fou insensé est celui qui manque par l'esprit, qui est dépourvu de lumières & qui a les idées très-bornées ; ce seroit un fou extravagant si ses idées, ses actions & ses paroles en avoient la vivacité & la pétulance ; il tient le milieu entre l'extravagant & & le fou imbécille. Comme il ne connoit non plus, ni crainte ni danger, il n'a & ne peut guère avoir quelque sorte de prévoyance, pas même pour ce qui pourroit lui être avantageux ; sa raison étant donc en défaut, il n'est susceptible d'aucune ou de peu de réflexions, & tout se reduit presque chez lui à satisfaire les besoins les plus ordinaires de la vie. Le fou insensé, d'après ce que je viens de dire, seroit donc tout-à-fait l'opposé de l'homme prudent.

Dans le fou imbécille & dans celui qui est en démence, les organes intellectuels paroissent totalement être en défaut ; il se conduit pas les impulsions d'autrui sans nulle espèce de discernement : les imbécilles n'ont point d'idées de leur propre fond ; il semble que chez eux les fonctions du cerveau manquent aussi d'activité & pour ainsi dire de mouvement ; & c'est par-là sans doute qu'ils se trouvent privés de raison. Si on examinoit avec beaucoup d'attention les diverses actions des imbécilles, on découvriroit certainement jusqu'à quel point leur imbécillité dérive de l'absence ou de la foiblesse de quelques unes des facultés de l'esprit ou de ces deux choses à la fois. Car si quelqu'une des facultés vient à nous manquer ou qu'il y survienne du déréglement, l'entendement humain se ressent constamment des défauts que doit produire leur absence ou leur dérangement.

Enfin il paroît que ce qui fait la différence des imbécilles d'avec les autres fous, c'est que les autres fous joignent ensemble des idées mal-assorties & forment ainsi des propositions extravagantes, sur lesquelles néanmoins ils raisonnent quelquefois avec justesse, au lieu que les imbécilles ne forment que très-peu ou point de propositions, ne conçoivent rien de ce qu'on leur dit ou de ce qu'on leur fait, & ne raisonnent presque point ; il paroît même qu'il n'y a qu'une nuance de l'imbécille au stupide, & si la bêtise est l'opposé de l'esprit, on peut dire que la stupidité l'est de la conception.

L'état de démence est celui ou la raison est tellement affoiblie que celui qui en est atteint, ne sait pas si ce qu'il fait, est bien ou mal. Les mots de démence, d'imbécillité & de folie sont donc à peu près synonimes, avec cette différence cependant entre la démence & l'imbécillité, que la première est une privation absolue de raison, tandis que l'autre n'en est qu'un affoiblissement ; & toutes les deux diffèrent de la folie, en ce qu'elles indiquent un état habituel de privation ou de foiblesse du bon sens, au lieu que la folie ordinaire ne semble dénoter qu'un dérangement fougueux de l'imagination qui, cessant par intervalle paroît & disparoît alternativement.

Comme les trois grandes facultés de l'ame sont l'imagination, la mémoire & la raison ; cette dernière est de toutes, celle qui couronne, pour ainsi dire, l'entendement ; elle n'est donc autre chose que la connoissance de la manière dont nous devons régler les opérations de notre ame. Ces trois opérations se prêtent mutuellement des secours, & le raisonnement qui s'ensuit, n'est qu'un enchaînement de jugemens qui dépendent les uns des au-

tres ; dès que ces jugemens n'ont plus aucune liaison entr'eux, que la férie n'en eſt plus ſuivie, il
doit néceſſairement arriver un deſaccord entre les
facultés de l'ame, la confuſion ſe met dans les
idées, & donne naiſſance à cet état qui caractériſe
la folie. Car, de deux hommes dont l'un chez lequel
les idées n'ont jamais pû ſe lier & l'autre chez
qui elles ſe lient avec tant de facilité & de force
qu'il n'eſt plus poſſible de les ſéparer ; le premier
feroit ſans imagination, ſans mémoire & n'auroit
par conféquent l'exercice d'aucune des opérations
que celles-ci doivent produire ; il ſeroit abſolument
incapable de réflexion, il ſeroit un imbécille :
l'autre auroit trop de mémoire & trop d'imagination, & cet excès produiroit preſque le même effet
qu'une entière privation de l'une & de l'autre ; il
auroit à peine l'exercice de ſa réflexion, ce ſeroit
un fou. Les idées les plus diſparates étant fortement liées dans ſon eſprit, par la ſeule raiſon
qu'elles ſe ſont préſentées enſemble, il les jugeroit
naturellement liées entr'elles & les mettroit les unes
à la ſuite de autres, comme de juſtes conſé-
quences.

Quoique la folie admette l'exercice de toutes les
opérations de l'ame, c'eſt une imagination déréglée qui les dirige, & la folie n'eſt malheureuſe-
ment ſéparée de l'ardente imagination que par une
nuance imperceptible. On pourroit même conclure
que les fous ne jouiſſent pas ſeulement de l'inſtinct
qui n'eſt lui-même qu'une imagination dont l'exercice n'eſt point du tout à nos ordres, & qui paroît exclure la mémoire, la réflexion & les autres
opérations de l'ame : les fous ne ſont d'ailleurs
guère ſuſceptibles de réflexion, celle-ci amene néceſſairement l'attention qui néceſſitant elle-même

la liaison de nos idées, occasionne la mémoire ; deux opérations de l'ame dont ne jouissent point ou presque pas les fous ; car ils font peu d'attention à ce qu'on dit ou à ce qu'on fait, & la plûpart ne se ressouviennent pas des discours qu'ils ont tenus ou des actions qu'ils ont faites : les coups & les mauvais traitemens sont presque la seule chose qui leur fasse impression & dont ils conservent la souvenance. La mémoire cependant n'est pas si incertaine en général chez les fous qu'on seroit tenté de le croire ; & j'ai plusieurs observations du contraire. Un de mes fous entr'autres, qui à chaque visite que je lui fais, me remet des lettres ou des mémoires pour différentes personnes, n'a jamais manqué de me demander lorsque j'entre dans sa loge, avant même que je lui adresse la parole & sans aucune cause qui puisse lui en rappeler le souvenir, si j'ai remis sa lettre ou son mémoire à celui à qui il l'avoit adressé.

Comme nos opérations intellectuelles sont excitées par les sensations & que la volonté dépend en grande partie de celles-ci ; comme la liaison entre les sensations & la volonté s'opère toujours par l'intervention du cerveau & de ses fonctions, on ne à peine douter que les opérations intellectuelles ne dépendent de certains mouvemens & de la diverse modification de ces mouvemens dans le cerveau même. Car, " afin que l'exercice de nos " fonctions intellectuelles se fasse convenablement, " dit *Cullen*, il est nécessaire que l'excitation du " cerveau soit complete & égale dans chaque par- " tie de cet organe ; & si quelques parties du " cerveau sont plus excitées les unes que les au- " tres, ou pas capables de l'être, il en résultera " de fausses perceptions, de fausses associations & " de faux jugemens „.

Il y a des égaremens d'esprit auxquels on ne pense pas à donner le nom de folie ; cependant tous ceux qui ont leur cause dans l'imagination, devroient être mis dans la même classe. Si on ne déterminoit la folie que par la conséquence des erreurs, il seroit difficile de fixer le point où elle commence ; il paroîtroit que toute erreur qui nous entraine, seroit folie, ce que produisent souvent nos passions portées jusqu'à l'aveuglement : car l'aveuglement moral est le caractère distinctif de la folie. Que quelqu'un, par exemple, commette une action criminelle avec connoissance de cause, c'est un scélérat : qu'il la commette, persuadé qu'elle est juste, c'est un fou. On pourroit encore ajouter que la misantropie devroit être regardée comme une folie triste ; la colere & l'humeur comme une folie impétueuse ; la vengeance, qui a toujours devant les yeux un outrage imaginaire ou réel, & l'envie pour qui tous les succès d'autrui sont un tourment, seroient des folies douloureuses. La folie consistera donc dans une imagination, qui, sans qu'on soit capable de le remarquer, associe des idées d'une manière tout-à-fait désordonnée & influe quelquefois sur nos jugemens ou sur notre conduite. D'après ces considérations il paroît assez vraisemblable que peu de gens en seroient exempts. Le plus sage ne différeroit alors du plus fou que parce que heureusement les travers de son imagination n'auroient pour objets que des choses qui entrent peu dans le cours ordinaire de la vie & qui le mettent moins visiblement en contradiction avec le reste des hommes. Qu'on observe surtout un homme dans ses projets de conduite, dans son train de vie ? car c'est-là l'écueil de la raison pour le plus grand nombre.

Il y a une infinité de caufes qui déterminent & produifent la folie ; mais le germe de cette maladie eft encore fans contredit bien plutôt développé chez ceux où il fe trouve déjà une difpofition héréditaire. Et pourquoi la médecine au lieu de tourner fes vues à procurer la guérifon de cette maladie , ne s'eft-elle pas aufli attaché à la prévenir dans les familles où il y a eu des individus qui en ont été atteints ? Je fens que l'amour-propre dans ces circonftances eft un obftacle puiffant aux fages efforts qu'auroit pû mettre en pratique cette fcience ; mais , de bonne foi , qu'eft-ce que cet amour-propre , mal entendu fans doute , vis-à-vis de l'affliction que caufe cette maladie à toute une parenté & la pitié qu'excite le malheureux qui en eft la victime ?

Parmi les caufes de la folie , il y en a qui font phyfiques & d'autres qui font morales. On doit mettre au nombre des caufes phyfiques , la plûpart des altérations organiques du cerveau , foit par l'engorgement des fibres medullaires ou par leur compreffion quelconque , foit parce qu'elles font attaquées de fécherefse & de rigidité , ou de trop de mollefse & de flaccidité , ou plus abreuvées que ne doit le comporter leur état naturel , ou quelquefois aufli par des callofités dans les membranes du cerveau : cependant comme les fonctions de ce vifcère font encore très-peu éclaircies , & qu'on manque de plufieurs connoiffances fur cet objet en médecine , on n'a pas encore pu découvrir l'influence que les diverfes parties de cet organe ont fur fes opérations. Tout ce qu'on fait , c'eft que dans la folie , le cerveau & l'origine des nerfs font le plus communément affectés. Il eft donc très-difficile de favoir au jufte la difpofi-

tion

tion phyſique qui peut donner occaſion aux divers changemens de nos fonctions intellectuelles.

La différence du mouvement du ſang dans les vaiſſeaux du cerveau contribue beaucoup à affecter les opérations de notre eſprit. Les découvertes de l'anatomie n'ont pas encore été plus loin que d'avoir quelques apperçus ſur le mouvement du ſang & ſur les qualités de ce liquide ; quoique cependant il ſoit certain que ſouvent nos opérations intellectuelles varient ſans qu'on puiſſe entrevoir la plus petite différence dans le mouvement & dans les qualités du ſang. La force des fonctions animales eſt ordinairement beaucoup augmentée dans le cerveau des fous , tandis que celle des fonctions vitales dans le cœur & le poumon eſt ſouvent moindre & n'eſt quelquefois du tout point changée. On peut s'aſſurer de la vérité & de l'exactitude de cette remarque par l'exploration de leur pouls & par leur manière de reſpirer. J'ai ſouvent obſervé que le fou le plus furieux , le plus irrité, celui qui étoit le plus en colère, n'avoit pas la plus petite altération dans la reſpiration , le jeu des poumons s'y exécutoit avec la plus grande aiſance , & on n'apperçevoit pas la moindre oppreſſion , même après les plus violentes agitations. Souvent auſſi je leur tâtois le pouls, la montre à la main , & les battemens de l'artère n'alloient pas au-delà de ſoixante-cinq ou ſoixante & dix pulſations dans une minute ; & certainement dans l'homme le plus tranquille, de 30 à 40 ans & bien portant , le nombre des pulſations excédera ſouvent cette quantité dans le même eſpace de tems. J'ai vu au contraire pluſieurs fous mélancoliques & des imbécilles, dont les fonctions du cerveau étoient enchaînées, ou preſque nulles & chez qui les pulſations de l'ar-

ſ.

tère alloient , dans une minute , au nombre de
quatre-vingt à quatre-vingt & cinq ; j'en ai même
obfervé un où elles font allées jufqu'à quatre-vingt
& quinze , terme d'une fievre ardente & très-forte.
Au refte quoiqu'il foit très-difficile d'expliquer la
fituation phyfique du cerveau dans ce cas ; les
faits fuffifent pour faire voir l'exiftence de l'inégalité entre fes fonctions & celles du cœur , prouver
que d'après une telle inégalité nos opérations intellectuelles peuvent en être troublées , & qu'en effet
elles le font fouvent.

La force qu'acquiert le tempérament en avançant
en age ; les paffions furtout auxquelles on devient
fujet ; l'état qu'on fe propofe d'embraffer ou auquel
on s'eft deftiné , toutes ces caufes en refferrant
trop les nœuds qui lient les idées , en les relachant
ou fouvent en les interrompant tout-à-fait , nous font
tomber dans la folie. Les raifonnemens bizarres font
encore fouvent l'effet de quelque liaifon fingulière
d'idées & conféquemment folles. Cette caufe , je
l'avoue , quoique humiliante pour notre vanité , n'en
eft pas moins réelle & conforme à l'obfervation.
Lorfque l'impreffion fur les efprits eft infenfiblement
parvenue à être la même que fi nous étions en effet
ce que notre imagination nous a préfenté , alors le
jugement eft en défaut , & toutes nos chimères deviennent pour nous des réalités. C'eft fans doute de
cette caufe que vint la folie de cet Athénien qui
s'imaginoit que tous les vaiffeaux qui entroient dans
le Pirée , lui appartenoient. De là vient auffi que
dans les fonges les perceptions fe retracent fi vivement qu'au reveil on a quelquefois de la peine
à reconnoître fon erreur.

La folie peut auffi quelquefois provenir de l'altération de l'ame qui fe communique aux organes

du corps, & quelques fois aussi du dérangement des organes du corps, qui réciproquement influe sur les opérations de l'ame. C'est ici un point qu'il est fort difficile de démêler, parce que la manière dont ces deux substances se touchent, si je puis me servir de cette expression, le lien qui les unit, le passage de l'une à l'autre, sont encore si cachés aux recherches de la philosophie & aux yeux des philosophes, & le seront peut-être pour toujours, que je n'ose hazarder aucune explication : tout se réduit à des hypothèses qui ne peuvent pas même donner lieu à des conjectures vraisemblables. Cependant quellequ'en soit la cause, les effets qu'on observe sont les mêmes, quoique néanmoins il soit assez ordinaire que la folie vienne de l'altération des organes du corps qui influe promptement sur les opérations de l'ame, *& vice versâ.*

Je citerai quelques observations que j'ai faites dans le cours de ma pratique & qui viennent parfaitement à l'appui de ce que je viens d'établir.

La première est celle d'une jeune fille qui, malade à l'hôtel-dieu, devint folle à la suite de la petite vérole par une métastase de l'humeur variolique sur le cerveau. La maladie n'avoit pas été du genre des confluentes, mais la plus grande partie des boutons s'étoient jeté sur le visage ; ils étoient beaux, assez gros & en pleine suppuration ; ils s'affaissèrent tout-à-coup sans cause apparente, & dès ce moment la malade commença d'abord à rire sans aucun sujet ; elle chantoit sans cesse ou tenoit les propos les plus extravagans, les plus gais qu'on puisse entendre & qui auroient excité la joie chez l'homme le plus misanthrope & le moins disposé à rire. Des vessicatoires appliqués à la nuque, détournèrent du cerveau l'humeur variolique qui s'y étoit portée &

ramenerent pour toujours le calme & la raison chez cette jeune fille.

La seconde observation est celle d'une autre fille de 14 à 15 ans, qui tomba dans une folie absolument contraire, par le transport subit d'une humeur arthritique ; cette malade ne faisoit que pleurer ; on avoit beau la questioner, elle ne répondoit rien ou ne répondoit que par des pleurs encore plus abondantes : si on la pressoit vivement, alors elle s'emportoit avec violence & ses larmes ne tarissoient pas, même dans le plus fort de sa colère. Une application de vessicatoires aux bras & aux jambes tout à la fois, fut encore le remède que j'employai ; ils diminuerent d'abord beaucoup l'état de cette jeune infortunée, & quelques doux purgatifs réitérés jusqu'à deux & trois fois, acheverent completement sa guérison en lui rendant son bon sens.

Quel contraste dans ces deux espèces de folie ! L'une est gaie, l'autre est triste ; dans la première la malade rit & parle sans cesse ; dans la seconde elle ne dit mot ou verse des torrens de larmes : toutes deux cependant sont déterminées par le même mécanisme, c'est-à-dire par un transport d'humeur sur le même viscère, & toutes deux sont également emportées par le même remède. Mais d'où vient donc la différence quant à l'effet ? Seroit-ce que l'humeur variolique, de nature peut-être plus douce, puisqu'elle cause peu de douleurs, dispose aux affections gaies ; & que l'humeur arthritique, de nature très-irritante, puisqu'elle fait souffrir de vives douleurs aux parties sur lesquelles elle s'arrête, dispose au contraire aux affections chagrines & colériques : ou bien, le transport de l'une s'est-il fait sur des parties du cerveau qui

font naître la joie dans l'ame ; & l'autre fur celles qui lui infpirent la trifteffe & la taciturnité ?
Quant à moi ne pouvant donner une meilleure raifon de ce phénomene, je laiffe à des phyfiologiftes plus éclairés que moi, le foin de donner une
explication plus fatisfaifante de ce myftère de la
médecine.

La troifième obfervation eft celle d'une fille d'environ 30 ans, d'un tempérament mélancolique,
fort peu parleufe & très - portée à la méditation. Elle eft devenue folle à la fuite d'une con-
feffion générale ; fon imagination fut tellement frap-
pée qu'elle croyoit toujours voir le diable autour
d'elle, & qu'il la pourfuivoit fans ceffe ; en conféquence elle cherchoit à fe confeffer à chaque inftant. Si fon idée étoit fauffe, on voit cependant
que la conféquence qu'elle en tiroit, étoit jufte, elle
concevoit bien que pour fe débarraffer de l'efprit
malin, le confeffeur devenoit l'agent le plus efficace.
Mais ce qui eft auffi fingulier que contradictoire
dans cette efpèce de folie, c'eft qu'ayant une fi
grande frayeur du diable, elle vouloit néanmoins
toujours être feule, évitoit toute autre fociété que
celle d'un prêtre & cherchoit continuellement la fo-
litude. Les fecours phyfiques & moraux n'ont pas
d'abord produit beaucoup de changement chez elle ;
cependant avec quelques bains froids, des difcours
confolans & la gêne où on l'a mife de fréquenter
la compagnie, fes craintes fe font peu à peu diffi-
pées ; elle s'eft apprivoifée à la fociabilité & fa
raifon s'eft parfaitement rétablie.

La quatrième obfervation eft encore celle d'une
fille agée de 25 ans, bien conftituée, qui n'avoit
jamais éprouvé la moindre indifpofition, & qui,
quoique de figure agréable, s'étoit toujours fagement

comportée ; elle étoit fur le point de fe marier ,
les fiançailles même étoient déjà faites , mais au
moment prefque de célébrer le mariage , fon prétendu la trompe cruellement & fe marie à une
autre : auffitôt qu'elle apprend cette fâcheufe nouvelle , l'aliénation de fon efprit s'enfuivit au
point qu'elle devint tout - à - coup furieufe , parlant continuellement fans qu'aucun de fes propos
eut ni fuite ni liaifon ; elle déchiroit fes vête-
mens & brifoit tout ce qu'elle trouvoit fous fes mains.
Une faignée affez copieufe , fuivie des bains froids,
& des afperfions d'eau froide fur la tête parurent
un peu alleger fon état ; elle fut plus calme après
ces fecours , elle eut quelques intervalles affez longs
de retour à la raifon , mais étant enfuite retom-
bée dans une aliénation complete & continue , elle
a parcouru pendant onze mois confécutifs tous les
différens degrés de cette maladie. Je l'ai fuivie &
exactement obfervée durant tout ce tems ; je l'ai
vû fouvent , & pour tout remède je n'ai employé que des foins, des égards, des paroles con-
folantes , & quoique le plus fouvent elles fuffent
en pure perte , je ne me rebutai point : je lui
faifois donner tout ce qu'elle me demandoit ; jamais elle ne m'a mal reçu , malgré l'état de fureur dans lequel elle étoit le plus fouvent, & je dé-
fendis de la laiffer voir à qui que ce fut , parce que j'a-
vois remarqué que plus elle voyoit du monde, plus fon
imagination s'échauffoit & fes fureurs augmentoient.
Elle devint extraordinairement maigre & reffem-
bloit à un fpectre ; elle étoit prefque toujours nue,
enfoncée dans fa paille qu'elle mettoit en pouffière,
me tenoit les propos les plus orduriers , & qui
auroient fait rougir le plus débauché libertin. J'eus
quelques foupçons que fes règles étoient fupprimées

depuis cinq à six mois ; je ne pouvois m'en assurer , parce qu'il étoit difficile d'obtenir d'elle une
bonne raison , & que d'ailleurs toutes mes questions sur cet objet n'étoient point écoutées & de-
meuroient sans réponse. L'état de son cerveau, la
maigreur de tout son corps & la suppression des
règles me firent un moment désespérer de sa guérison ; j'étois sur le point de l'abandonner ; cependant je tentai de lui faire donner une chemise pour
m'assurer de ce que je cherchois, & quelques jours après
je crus appercevoir des indices de l'évacuation mens-
truelle ; ils ranimèrent mon espoir & mon courage,
j'ordonnai alors de la sortir de son cachot & de la
promener souvent dans les corridors , quoiqu'elle
ne fût qu'en chemise & malgré le froid de la sai-
son. Au bout de deux mois le retour de ses règles ne fut plus douteux , elle commença à reprendre de l'embonpoint, sa tête devint plus calme , ses idées moins fougueuses , elle m'écoutoit
mieux & me répondoit de tems en tems avec beaucoup de sens ; la mal-propreté indicible dans laquelle elle avoit presque toujours été , diminua
aussi peu-à-peu. A cette époque je lui proposai des
habillemens qu'auparavant elle avoit toujours mis
en pièces ; elle les accepta & parut même mettre
de la recherche dans sa parure ; on en vint à la
promener chaque jour dans les salles, & on voyoit
chaque jour aussi les progrés de la guérison qui
s'avançoit à grand pas ; enfin au bout de onze
mois d'une folie la plus caractérisée , elle a recouvré toute sa raison ; elle ne s'est point rappe-
lée ce qui lui étoit arrivé ; elle avoit seulement
un souvenir confus de mes visites dans son cachot
& des complaisances que j'avois eues pour elle.
Rentrés au service d'une Dame en Ville, elle y

jouit d'une bonne santé & remplit ses devoirs
avec toute l'intelligence & le bon sens que demande son état.

Voilà donc quatre observations dans deux desquelles le dérangement des organes du corps a visiblement influé sur les opérations de l'esprit ; &
dans les deux autres ce sont au contraire les affections de l'ame qui ont altéré les fonctions du cerveau ; & il n'est malheureusement que trop vrai,
que les folies provenant de cette dernière cause
sont les plus rebelles, les plus difficiles à guérir,
& finissent ordinairement par devenir absolument
incurables. On doit en dire autant de celles qui
reconnoissent pour cause une disposition héréditaire;
l'organisation des solides & sur-tout de la substance
du cerveau a acquise, chez ces individus dans
la fécondation, un tel penchant à ce mal qu'il est
presque certain qu'à la première cause détermi-
nante, la folie se développera, ainsi que dans les
générations subséquentes, à moins que le croise-
ment des races répété, ne corrige le germe de cette
désolante maladie.

La lecture des romans a souvent jeté dans la folie, des jeunes gens, sur-tout des personnes du sexe,
dont le cerveau, comme on sait, fort tendre,
est très-aisé à être excité & par conséquent beaucoup plus susceptible des différentes impressions qu'il
reçoit. Les livres qui traitent des matières difficiles & d'une contemplation profonde telles que les
mathématiques transcendantes, ou d'objets abs-
traits & métaphysiques, ont souvent produit le
même effet. J'ai connu un jeune réligieux qui avoit
beaucoup de talens, beaucoup de vivacité dans l'esprit, qui auroit certainement fait honneur à son ordre
& qui devint fou d'après la lecture des ouvrages

de

de Jean-Jacques Rousseau ; il cherchoit dans ses écrits cette éloquence mâle & pressante avec laquelle cet écrivain célèbre persuadoit autant qu'il charmoit ses lecteurs.

On a aussi fréquemment observé que des livres sur la religion ont fait tomber en démence des femmes qui, d'après l'impression que leur faisoit la lecture de ces livres, croyoient aux visions & s'imaginoient avoir réellement des entretiens avec les esprits célestes. Il seroit bien à souhaiter que des directeurs prudens & éclairés qui connoîtroient la trempe foible de ces imaginations, voulussent leur servir de guide dans ces sortes de lectures, ou même les leur interdire absolument, en se servant, dans cette circonstance, de tout l'ascendant que leur donne la place qu'ils occupent dans cette partie de leur ministère.

Les impressions qui se font dans les cerveaux froids, se conservent pendant très-long-tems ; & chez ceux-là la folie qu'on n'auroit pas soupçonnée au premier abord, n'en devient que plus facile à reconnoître pour ceux qui les observent quelque tems. Les cerveaux au contraire qui ont beaucoup de feu & d'activité tombent plus aisément & plus promptement dans la folie ; les impressions s'y effacent, s'y renouvellent & les idées folles s'y succèdent avec rapidité : on s'apperçoit bien tout de suite que l'imagination d'un homme a quelques travers, mais il en change avec une succession si rapide qu'on peut à peine les remarquer & les saisir.

La vie contemplative surtout chez les tempéramens mélancoliques ou chez ceux qui ont le cerveau froid & humide, est une cause assez commune de la folie : aussi combien de fous de toute efpèce dans les couvens, & combien qui, s'ils ne le font pas tout-à-fait, font bien près de le devenir ? Les Gouvernemens dans lefquels on n'a permife l'émiffion des vœux qu'à un certain age, ont donc fait une loi très-fage & très-prudente. Chaque jour cependant l'expérience prouve que ce terme n'eft peut être pas encore porté jufqu'au point convenable ; il femble que dans un objet de cette importance, il auroit fallu confulter la nature des climats & les phyfiologiftes de chaque pays pour déterminer l'age de la maturité nationale. Car il eft très-pofitif qu'il y a des nations chez qui la raifon fe développe plutôt que chez d'autres ; l'hiftoire des Grecs & des Romains nous en fournit plufieurs exemples, & fans aller chercher parmi les peuples anciens, des preuves de mon affertion; la plus grande partie des écrivains fans partialité comme fans prévention paroiffent être d'accord que la raifon eft plus précoce chez la nation Angloife que chez la Françoife, c'eft-à-dire qu'à égalité d'age un Anglois aura le jugement formé & raffis de meilleure heure que le François : j'en demande pardon à cette nation charmante que la nature a d'ailleurs douée de tant d'autres belles prérogatives, qu'elle ne doit pas être jaloufe d'aucune ; mais je ferois tenté de croire que fon aimable frivolité fervant d'écorce au germe de fa raifon, en empêche peut-être le prompt développement ; & le poëte De Boiffy s'eft montré peut-être plus philofophe & plus connoiffeur de fa nation qu'on ne penfe, en peignant affez bien cette frivolité dans fa pièce du *François à Londres*, lorfqu'il fait convenir au Marquis, *qu'un Anglois eft un homme de bon fens qui n'a pas de l'efprit ; & un François un homme d'efprit qui n'a pas le fens commun.*

Quoiqu'il en foit, " lorfque les caufes de la
,, folie, dit *Cullen*, produifent dans quelques oc-
,, cafions un accroiffement d'excitation & d'inhé-
,, rence permanente, ou de leur fréquente répéti-
,, tion ; alors la folie devient plus continue, elle
,, fe rend chronique & devient incurable ; c'eft
,, pourquoi il faut, autant qu'on le peut, leur
,, préfenter le moins qu'il eft poffible, les objets
,, capables de ramener cette excitation, en leur
,, rappelant les idées qui touchent ou avoifinent
,, leur folie ,,

Ce que dit ici *Cullen* eft fi conforme à la vérité, que j'ai obfervé plufieurs fois en faifant la vifite des fous, que pour peu qu'en parlant on ap-
prochât des objets de leur folie ou de ceux qui
l'avoient occafionnée, quand même les difcours
qu'on leur adreffoit, n'y avoit qu'un rapport très-
éloigné ; tout-à coup de calmes qu'ils étoient, ils
paffoient à des cris & à des plaintes qu'ils faifoient
entendre de nouveau ; la fureur renaiffoit fubite-
ment avec toute fa violence, & les propos les plus
extravagans, les idées les moins fuivies fe fucce-
doient fi rapidement qu'il eft difficile d'imaginer
comment l'efprit & furtout la volubilité de la langue pouvoient fournir à tout ce qu'ils difoient. Très-
fouvent encore j'ai vu que le bruit que font les
verroux en ouvrant la loge où ils font renfermés,
leur caufe des inquiétudes, rappelle leurs idées &
ramene leurs accès de folie, en forte que tel fou
qui étoit tranquille dans fon réduit, & qui ne difoit
mot, entroit auffitôt en fureur à ce bruit, parloit
fans ceffe, brifoit tout, attaquoit les murs & continuoit d'être dans cet état d'agitation jufqu'à ce
que les forces, le fommeil ou quelquefois la nourriture euffent ramené le calme. Souvent quoique la

physionomie ne soit qu'un assemblage de traits auxquels nous avons lié des idées ; elle réveille chez
les fous leurs accès de folie , parce qu'avant de
l'être , telle ou telle physionomie les aura sans
doute prévenus de plaisir ou de déplaisir , par les
différentes impressions qu'ils en auront éprouvés dans
différentes circonstances. C'est par de semblables liaisons d'idées que nous nous prévenons souvent jusqu'à l'excès en faveur de certaines personnes & que
nous devenons injustes par rapport à d'autres. Je
suis assuré qu'il n'y a pas d'individu qui dans le
cours de sa vie , s'il veut être de bonne foi , n'ait
souvent fait l'épreuve de ce que je dis ici : de là
vient , sans doute que Descartes conserva toujours
du gout pour les yeux louches , parce que la première personne qu'il aima , avoit ce défaut.

Toutes les différentes passions dont les hommes
peuvent être affectés, doivent être mises au nombre des causes de la folie ; elles occasionnent de
si violentes secousses qu'elles nous enlevent l'usage de
la réflexion ; l'imagination devient alors plus ou moins
exaltée, selon que ces passions sont plus ou moins
vives ; & ces passions, à leur tour, donnent nais-
sance à des folies plus ou moins violentes. De là
vient que l'amour , la jalousie qui en est presque
inséparable, la colère , l'ambition, la vengeance,
qui toutes sont des passions fougueuses, font le plus
fréquemment des fous furieux , tandis que la ten-
dresse paternelle ou filiale , celle des époux, l'a-
mitié ce sentiment doux & paisible , l'envie,
la réligion , l'étude, la contemplation & les autres affections douces, font au contraire des fous
tranquilles , des imbécilles , ou causent des folies
dans lesquelles le malade a souvent des intervalles
assez longs de calme , de bon sens & de raison.

Il arrive encore souvent qu'un homme fort sage
& de très-bon sens en toute autre chose, peut être
sur un certain objet, aussi fou qu'aucun de ceux
qu'on renferme aux petites maisons, si par quelques violentes impressions subitement faites dans
son cerveau, ou par une longue adhérence à une
espèce particulière de pensées, des idées incompa-
tibles viennent à se joindre si fortement ensemble
dans son esprit, qu'elles y demeurent unies & in-
séparables. J'ai connu un gentil homme français
& militaire (& plusieurs de mes compatriotes l'ont
connu comme moi) sur qui l'idée d'avoir été em-
poisonné & la crainte continuelle de l'être par ses
parens, avoient fait une telle impression qu'elle lui
avoit donné une défiance presque générale de tous
ceux qui le fréquentoient. Dès qu'il souffroit le
plus petit mal, qu'il ressentoit la moindre douleur
ou un mal-aise auquel, sans cette idée, il n'auroit
pas seulement fait attention, il s'imaginoit qu'on
avoit introduit quelque dose de poison dans les
alimens qu'il avoit pris; alors il accusoit les uns
& les autres indifféremment d'être de connivence
avec eux & tenoit en conséquence des propos hors
du bon sens pour prouver la vérité de son idée.
Ce n'étoit d'ailleurs que sur ce point où la raison
de cet honnête militaire s'égaroit ; dans toute autre circonstance & sur quel autre objet que ce fut, il
parloit avec la plus grande justesse ; outre plusieurs
connoissances, il possédoit très-bien l'art de la
guerre qu'il avoit faite avec distinction en Améri-
que, & on peut dire, à sa louange, que sa conversation & sa société, *à part ce cloud de poison*,
étoient des plus aimables & des plus satisfaisantes.

Cette observation est la démonstration la plus
complete de l'effet des violentes impressions subite-

ment faites fur la fubftance du cerveau & de la
longue adhéfion à des idées particulières & incom-
patibles qui le joignent fi étroitement les unes aux
autres dans l'efprit, qu'elles y forment une union
durable & permanente. Cette union déréglée d'idées
étant plus ou moins forte dans les uns que dans
les autres, produit différens degrés de folie, auffi
bien que d'imbécillité. L'efprit étant une fois affecté par certaines idées prend un penchant à ces
idées, dans lequel il tombe & retombe toujours,
de la même manière que le corps ou quelques parties du corps, prenant un penchant pour certains
mouvemens, contractent l'habitude d'exécuter ces
mouvemens & les répètent à chaque inftant fans y
faire attention. Les perfonnes fujettes à des tics,
ceux qui fe fervent d'une main plutôt que d'une
autre ou qui portent plutôt le pied droit que le
gauche en defcendant ou montant une rampe d'ef-
caliers, en fourniffent une preuve convaincante.

Il ne faudroit pas cependant imaginer que les
fous en général, aient abfolument perdu la faculté
de raifonner, mais ils joignent mal à propos certaines idées ; ils les prennent pour des vérités, &
fe trompent à peu près, de la même manière que
ceux qui raifonnent jufte fur de faux principes.
Il paroît qu'après avoir converti leurs propres fan-
taifies en réalité par la force de leur imagination,
ils en tirent des conclufions fort raifonnables. Auffi
voit-on fouvent des fous s'imaginer qu'ils font rois,
& prétendre par une jufte conféquence, être fervis,
honorés & obéis felon leur dignité. J'ai connu un
fou de ce genre qui croyant que fon corps étoit
de verre, prenoit les plus grandes précautions &
les mefures les plus fages pour empêcher qu'il ne
fe brisât

J'ai encore vû aux petites-maifons de Paris une folle
dont l'objet de fa folie étoit de vouloir abfolument
& de croire véritablement être garçon & non fille ;
elle étoit en conféquence habillée dans fa loge comme un homme ; elle parloit très-bien raifon &
avec le meilleur bon fens, tandis que l'on s'en-
tretenoit avec elle comme on auroit fait avec une
perfonne d'un fexe différent du fien ; il falloit en
un mot, pour ne pas s'appercevoir qu'elle étoit
folle, la traiter en tout point de la même manière
qu'on fe feroit comporté avec un jeune homme ;
il n'y avoit que fon accoutrement qui fît un contrafte fingulier & ridicule avec fon fexe, & fa
converfation, avec fes habitudes & fes manières
abfolument femblables à celles des hommes. Mais
dès qu'on lui adreffoit quelques propos relatifs à
fon vrai fexe, ou que par mégarde ou par malice
on l'appeloit *mademoifelle* ; auffitôt cette pauvre infortunée s'emportoit, vomiffoit des injures atroces
& fa colère devenoit fureur : il n'y avoit plus aucune fuite dans fes difcours, ni aucune liaifon dans
fes idées ; tout étoit généralement déforganifé ; elle
tomboit dans un défefpoir affreux, & cet être am-
phibie, qui un inftant avant raifonnoit très-jufte,
jouiffoit d'une tranquillité parfaite, qui étoit doux
& affable, qui avoit dans ce moment toutes les
qualités que l'on peut défirer dans la fociété ; cet
être, dis-je, inconcevable étoit, par un feul mot,
tout-à-coup métamorphofé en bête feroce à qui il
ne reftoit plus que la figure humaine pour en faire
la différence.

Les perfonnes du fexe font plus fujettes à la folie que les hommes. Parcourez les hôpitaux defti-
nés aux fous ; cherchez dans les autres lieux où
on les renferme, & vous compterez conftamment

un plus grand nombre de folles que de fous ? Les
nerfs chez les femmes, font plus tendres, plus
fenfibles & plus aifés à émouvoir ; elles ont les
paffions plus vives ; leur conftitution plus frêle &
moins robufte ne peut réfifter aux chocs violens ;
elles ont en général beaucoup moins de courage,
de force d'ame, &, je n'ofe dire, moins de raifon.
Les femmes font d'ailleurs expofées à un plus grand
nombre de caufes occafionelles que les hommes ;
le développement du cours périodique des règles,
la diminution de cette évacuation lorfqu'elle eft
établie, fa fuppreffion accidentelle, & fa ceffation
abfolue au terme défigné par la nature, font d'a-
bord tout autant d'occafions prochaines qui peuvent
les faire tomber dans la folie, pour peu qu'il s'y
joigne le concours de quelqu'autre caufe. Si, à tous
ces accidens, vous ajoutez encore ceux qui pro-
viennent de la groffeffe & des maladies qui l'accompagnent (quoique cependant plus rarement,
puifqu'il paroît que la folie refpecte cet état), les
maux qui réfultent fouvent des fuites fâcheufes de
l'accouchement, telles que la rétention de l'arrière-
faix, la fuppreffion des lochies, ou le refoule-
ment de l'humeur laiteufe (accident très-commun),
il ne fera pas difficile de calculer à combien plus
de dangers pour la vie en général, ce fexe délicat
eft en butte, & conféquemment combien plus facilement il peut être entraîné dans la maladie fâcheufe dont il s'agit.

De toutes les caufes propres à donner naiffance
à la folie, la rétroceffion du lait dans la maffe
des humeurs, eft celle qui a le plus d'énergie &
qui eft en même tems la plus commune. J'ai vû
une jeune femme qui nourriffoit fon enfant, &
à qui fans trop favoir pourquoi on le lui ôta pour

le

le faire allaiter à une autre, devenir folle presque
tout-à-coup; je ne crois pas même sa folie susceptible de guérison; d'abord, parce qu'étant déjà invétérée, le sang se trouve profondément imprégnée
de cette humeur; en second lieu, parce que sa folie est du genre de ces mélancolies sombres, tristes,
taciturnes &, d'après l'observation, plus rebelles; &
enfin parce que le lait dont le sang est surchargé,
est de tous nos liquides celui qui s'assimile le plus
difficilement aux humeurs naturelles, & qui résiste
le plus à l'action des remèdes. Plusieurs bains domestiques d'une chaleur douce & temperée pour
ramener cette humeur laiteuse à la surface de la
peau, & de larges vessicatoires placés dans différens endroits pour la détourner des nerfs du cerveau, ont été absolument sans succès; cette malade reste toujours constamment couchée sur sa
paille; elle ne se meut que pour manger & boire
ce qu'on lui présente, lâche tous ses excrémens
sous elle & croupit dans la plus dégoutante mal-
propreté; elle ne parle jamais que lorsqu'on l'interroge, & encore ne répond-elle alors que par des
monosyllabes qu'à peine on entend, accompagnés
de mouvemens brusques & colériques, sans cependant nuire à aucun de ceux qui l'approchent. Quel
déplorable état, qu'il est effrayant! Et quelle profonde impression ne devroit pas faire sur les mères
qui, s'écartant aussi essentiellement du vœu de la
nature, négligent de nourrir elles-mêmes leurs en-
fans, un tableau aussi triste, aussi affligeant, &
dont elles peuvent aisément devenir les victimes au
moment qu'elles s'y attendent le moins!

Les tempéramens mélancoliques & ceux qui sont
sujets aux vapeurs portées surtout à un point d'intensité assez fort, sont plus disposés à la folie que

34

les autres ; on peut même regarder ces deux états comme les premiers degrés de cette maladie. La plûpart des caufes qui occafionnent des infomnies dès qu'elles ne font pas des fymprômes de quelques maladies aigues, produifent auffi la folie. Les grandes paffions furtout qui entretiennent la privation du fommeil, donneront également lieu à la folie, en troublant l'ordre de la nature & l'empire de la raifon.

D'après ce que je viens d'expofer fur cette maladie & fur les caufes qui y difpofent, il ne fera pas difficile de reconnoître la folie & fes nuances, ni de diftinguer un fou d'avec celui qui ne l'eft pas. Il ne fera pas néceffaire non plus de faire remarquer la différence qu'il y a entre un fou dévenu prefque imbécille & un épileptique ; on peut difficilement s'y méprendre : le premier a prefque toujours la tête aliénée & les opérations de l'ame en rapport avec cette aliénation ; l'autre au contraire eft dans une ftupidité chagrinante & toutes fes facultés intellectuelles fe trouvent confidérablement engourdies, furtout au fortir de l'attaque épileptique. Peut-être y a-t-il une efpèce d'affinité entre la caufe de la folie & celle de l'épilepfie, puifque fouvent celle-ci fuccède à celle-là ; ne feroit-ce point cette affinité qui fait qu'il n'y a pas de reffource à la folie lorfqu'elle a ainfi dégénerée ?

Le fou furieux fe connoit aifément à fes difcours, à fes actions & à fon maintien : les médecins font principalement les juges nés de cette efpèce de folie comme de toutes les autres.

Les fous en général ont prefque toujours la tête découverte & cependant ils contractent rarement des rhumes ; ce qui paroîtroit affez s'accorder avec la fécherefle de la fubftance de leur cerveau. Ils

supportent volontiers le plus grand froid & les plus
ardens rayons du soleil sur la tête, sans paroître
être incommodés de l'une ni de l'autre de ces deux
causes. On observe encore qu'ils sont peu sujets
aux autres maladies & moins encore aux épidémi-
ques. Plusieurs se plaignent d'une douleur de tête
presque habituelle ; ils dorment peu & résistent
facilement à cet état de repos pour le corps & pour
l'ame, que procure le sommeil à toute la nature ;
l'insomnie est même si opiniâtre chez eux qu'on
en a vû qui ont passé huit mois entiers sans dormir ; leur sommeil est d'ailleurs court & très-léger :
ainsi ceux qui, étant bien portant, éprouvent de
pareils symptômes, sont plus disposés à la folie
que les autres.

Les fous attentent peu à leur vie & on les voit
rarement commettre des suicides. Ils sont tous d'une
force surprenante, même ceux qui paroissent être
d'une constitution foible & délicate ; on diroit que
leur corps en acquérant de nouvelles forces se dé-
dommage de la foiblesse de leur esprit ; ils mangent cependant en général très-peu & soutiennent
le jeûne & l'abstinence pendant fort long-tems ;
ensorte que les plus frêles & les moins robustes
endurent la faim, la soif & toutes les intempéries
de l'air avec le plus grand courage & sans qu'il
leur en résulte rien de plus fâcheux pour leur état.

Presque tous les fous aiment le tabac avec passion, ceux même qui n'en prenoient pas avant
d'être atteints de cette maladie. Ils sont encore,
dit-on, très-enclins aux plaisirs de l'amour ; on pré-
tend même que ce sont de vigoureux athlètes dans
ces sortes de combats. Leur cerveau, est à la vérité, dans une situation propre à réparer promptement
les déperditions que causent l'amour & ses actes, par

font frappés & furtout combien elle eft peu fuf-
ceptible d'être guérie? Non, ce n'eft pas un de
ces maux qui, parcourant rapidement fes tems, dé-
truife promptement les organes vitaux, & dans lequel
le médecin voit évidemment l'inutilité de fon art:
il n'eft pas non plus du nombre de ceux qui,
quoique marchant à pas lents, n'en font pas moins
traîtres & infidieux, conduifent également au tom-
beau en attaquant la vie dans fes fondemens les
plus intimes & où le médecin éclairé & qui a de
l'expérience, ne s'en laiffe pas impofer à un état
de bonace que le commun des praticiens prend
le plus fouvent pour une guérifon bientôt achevée.
Une foule innombrable d'obftacles s'oppofe fans ceffe
au traîtement le plus judicieux & le mieux ordon-
né contre la folie : tantôt c'eft un fou furieux
que l'on ne peut ni faigner, ni baigner fans employer la violence & qu'il faut enchaîner, fi on
ne veut pas qu'il attente à la vie de ceux qui
doivent l'aborder. Et quelle trifte contrainte que
celle de févir contre un individu qui veut faire
le mal fans favoir ce qu'il fait, lorfqu'on veut
lui porter des fecours, prefque toujours dédaignés
& qu'on ne peut fouvent mettre en ufage, malgré
toute la prudence imaginable & même avec la plus
grande humanité! Tantôt c'eft un fou tranquille,
mais dont le calme apparent ne met pas moins des
entraves à tout ce que la médecine peut fuggérer
de plus efficace. Veut-on le faigner, il s'y refufe,
& il faut ufer de force ou de rufe, fi vous vou-
lez en venir à bout? S'agit-il de lui donner quelques remèdes internes, la même difficulté fe préfente? & fi vous lui faites quelques queftions pour
l'y déterminer, il ne répond rien; à peine quelquefois donne-t-il même des fignes qu'il eft viv....;

& on eſt forcé de recourir à la contrainte &
de lui mettre, pour ainſi dire, un baillon, ſi on
veut les lui faire avaler. Pour lors, il eſt difficile
de réſiſter à la pitié qu'inſpire un ſpectacle pareil ;
& le médecin, ſage & prudent qui voit l'inutilité
de ſes ſecours, enviſagée ſous toutes les faces,
aime mieux abandonner la guériſon de cette maladie aux ſoins de la nature que de prodiguer cruellement les ſiens au malade en le tourmentant
vainement, ou d'augmenter encore ſon incurabilité
par l'irritation qui s'excite dans ſon ame, & le
degré exceſſif auquel ſe monte ſon imagination.

En général on guérit très-peu de fous ; c'eſt une
des parties de la médecine, dans laquelle ni
l'art, ni les artiſtes ne brillent pas ; je dirois
même qu'elle eſt l'opprobre de l'une & fait la
déſolation des autres. Les hôpitaux ſont remplis de ces ſortes de malades ; on leur prodigue
d'abord beaucoup de remèdes, peut-être trop ; &
lorſqu'on les a fatigué, harcelé, pour ainſi dire,
ordinairement ſans ſuccès, on les abandonne ; ils
ſont preſque oubliés pour toujours. On ſe borne à
leur fournir de la paille, qu'on ne change ſouvent
que lorſqu'elle eſt réduite en pouſſiere & on n'y
ſupplée qu'avec une honteuſe parcimonie : leur
nourriture, ſeulement ſuffiſante pour ne pas mourir de faim, eſt ordinairement très-commune,
très-peu appropriée, pour ne pas dire, tout-à-fait
contraire à leur état ; en un mot c'eſt un regime qui
revolte que celui des hôpitaux des fous. Pourquoi
faut-il qu'on laiſſe auſſi long-tems ſubſiſter une plaie
ſi profonde à l'humanité ? S'il y a un pays où cette
maladie ſoit traitée avec quelque ſatisfaction, c'eſt
en Angleterre : aucune nation juſqu'à préſent n'a pro-
digué autant de ſoins & n'a obtenu autant de ſuccès

dans la guérison des fous que les Anglois. Les hôpitaux des fous dans tous les autres pays font des tombeaux dont ils ne fortent jamais : dans celui d'Yorck, en 1789 , fur 599 lunatiques , il y en a eu 286 de guéris , 151 de foulagés ; on en comptoit 47 incurables , il en eft mort 40 , & il reftoit 37 hommes & 38 femmes. Je ne fais pas ce que les Anglois entendent pofitivement par *lunatiques* , & fi fous ce nom ils comprennent toutes les efpèces de fous , mais quoiqu'il en foit, c'eft déjà une affez belle réuffite & bien digne d'admiration que d'avoir remis en circulation dans la fociété raifonnable , près de la moitié des individus qui étoient privés de ce qui en fait la bafe & le lien.

D'après ce pronoftic peu confolant , à la vérité , il feroit ridicule de penfer que je prétende cependant qu'on doive abandonner ces malheureux à leur trifte fort ; ils méritent fans doute , à tous égards , la commifération la plus étendue , ainfi que les foins les plus exacts & les plus vigilans de la médecine ; j'oferois même dire, qu'ils en font peut-être plus dignes que les autres efpèces de malades. Renfermés dans des aziles où ils font la plûpart du tems ignorés , il n'y a que la vraie pitié qui les vifite ; & combien eft petit le nombre de ceux qui en font doués !

Les fous furieux font encore fufceptibles de guérifon , lorfque, leur folie n'étant pas durable, ils ont des intervalles de raifon affez longs ou affez répétés. Si la jeuneffe & la bonté de leur tempérament accompagnent leur folie , furtout fi elle n'eft pas ancienne , on peut encore efpérer un retour au bon fens. Alors la maladie n'aura pas encore jeté de profondes racines, ni le cerveau acquis ce penchant à l'excitation & à la réproduction continuelle des idées extravagantes & des objets qui les font naître. Les fous se font une espèce de tempérament factice, immuable, qui dure & qui, pour l'ordinaire, a souvent lieu dans les longues affections, telles que la folie. On peut même regarder ce penchant à ces mouvemens, comme le plus grand obstacle à la guérison de cette maladie. La tristesse du caractère, le peu d'activité & d'énergie dans les facultés intellectuelles, ou une disposition à l'hébétude, sont autant de causes qui rendent la folie plus rebelle, plus opiniâtre & d'une guérison plus difficile. Souvent on a vû cette maladie cesser totalement, lorsque la fièvre survient, & particulièrement si c'est la fièvre quarte. J'ai deux observations dans l'une desquelles le malade, ayant été atteint d'une fièvre putride après plusieurs mois de folie assez durable, a recouvré parfaitement sa raison; & dans l'autre, la malade avoit été folle pendant près de deux ans, d'abord furieuse & méchante, puis elle étoit tombée dans une espèce d'imbécillité, & avoit parcouru successivement tous les degrés les plus caractérisés de cette maladie. Après avoir été soumise à un traitement assez long sans succès & finalement abandonnée parce qu'on la jugea incurable, cette malade fut attaquée, tout-à-coup, d'une fièvre quarte, accompagnée d'enflure œdémateuse dans les extremités inférieures, dont elle essuia un très-grand nombre d'accès: on n'y porta aucun secours, parce qu'on jugea encore avec quelque espèce de raison, qu'elle alloit succomber à cette dernière maladie; mais la nature dont les ressources sont aussi infinies qu'elles sont cachées & souvent inconnues aux gens de l'art, délivra peu à peu cette malheureuse, d'abord de la fièvre qui paroissoit devoir terminer

ses

ſes jours , & enſuite ramena inſenſiblement ſa raiſon , dont elle paroiſſoit devoir être privée pour
toujours.

Outre la fièvre conſiderée comme très-propre à
juger la folie ; la diarrhée & les hémorragies ſpon-
tanées quelconques ſont encore des moyens qu'emploit aſſez fréquemment la nature pour la guérir,
& deſquels il faut que l'art ſe rapproche pour l'imi-
ter autant qu'il pourra , s'il veut réuſſir ; *natura
est morborum medicatrix , medicus vero naturæ minister.* Hippocrate , ce prince de la médecine , auſſi
modeſte que ſavant obſervateur & qui paſſera à jamais pour un des plus vaſtes genies , n'a pas mis en
avant cet aphoriſme ſans l'avoir ſouvent médité &
ſans que ſon expérience lui en ait bien prouvé l'au-
tenticité ; ſon amour propre n'a pas craint de faire
honneur à la nature de toutes les guériſons mira-
culeuſes qu'il opéroit , & qu'un fourbe auroit eu
l'impudence d'attribuer à ſes remèdes & à ſon ſa-
voir.

L'anatomie qui , dans ce ſiècle , a fait d'aſſez grands
progrès & qui en fait encore chaque jour , n'a pas
cependant procuré des notions bien ſatisfaiſantes
ſur la cauſe de cette maladie & ſur les léſions
qu'elle occaſionne. L'ouverture & l'inſpection des
cadavres de ceux qui ſont morts fous , n'ont répandu aucun jour ſur cette maladie ; elles n'ont
fourni que peu de reſſources pour ſon traitement
& ſa guériſon. D'après les obſervations de *Meckel*,
de l'Académie royale des ſciences de Berlin , le
cerveau des fous eſt d'une péſanteur ſpécifique moins
conſidérable que dans l'état naturel. Cette différence
pourroit peut être ſuffire , pour rendre compte de
tous les phénomènes que produit la folie. D'ailleurs l'imagination des fous eſt ſi vive qu'elle leur

8

tient quelquefois lieu de fentiment ; & l'état de
sécherelle où se trouve l'origine des nerfs, les
rend si irritables, que le plus petit ébranlement
porte dans leur ame une impreſſion marquée. C'eſt
une des raiſons pour laquelle je ne veux pas qu'on
les viſite trop ſouvent.

Les vaiſſeaux du cerveau ont quelquefois été ob-
ſervés racornis & d'un diamètre beaucoup plus petit qu'il ne l'eſt dans l'état naturel ; d'autres fois,
variqueux & totalement relâchés. On a rencontré
dans ce viſcère des amas de matières ſéreuſes de
différente couleur ; le plexus choroïde dur & même
ſquirreux ; ſes ſinus & ſes ventricules remplis d'un
ſang noirâtre ; ſouvent des hydatides qui occupoient
ſes cavités ; la dure-mère tuberculeuſe & quelquefois en pourriture ; la pie-mère calleuſe, d'une
épaiſſeur double & quelquefois triple de ce qu'elle
doit être, & dans laquelle on ne voyoit pas même
des veſtiges de vaiſſeaux ; la faux, la tente du
cervelet oſſifiées ; quelquefois des vers ont été trou-
vés dans les ſinus frontaux & dans la ſubſtance du
cerveau ; d'autres fois les os du crane devenus extraordinairement épais, & , ce qui eſt aſſez ſingulier,
ſouvent on n'a pû y reconnoître aucun vice apparent.
Tel eſt à-peu-près tout ce qu'on a découvert dans
la diſſection de l'organe qui eſt le ſiége de la folie.
Pluſieurs de ces léſions, ſelon toute apparence, ne
s'étoient même formées que vers les derniers tems
de la vie, démontroient plutôt les effets de la
vraie cauſe de la folie, que la cauſe elle-même,
& devenoient par-là bien plus propres à induire en
erreur qu'à donner une idée claire & préciſe du
déſordre organique du cerveau. L'os coronal qu'on
a auſſi appelé *os de raiſon*, mériteroit peut-être que
les anatomiſtes fiſſent des obſervations particulières

fur lui, fur la manière dont il eſt oſſifié, fur ſa plus ou moins grande courbure, fur ſes ſutures & fur ſa liaiſon avec les autres os du crane, pour tâcher de reconnoître s'il influeroit ou non ſur la folie. Qu'il ſeroit à ſouhaiter que l'anatomie pût découvrir dans le cerveau les différentes léſions qu'y cauſent les différentes eſpèces de folie ; quelles ſont les parties alterées dans le fou furieux comme dans le fou tranquille, dans l'extravagant comme dans l'inſenſé, dans l'imbécille comme dans celui qui eſt ſimplement en démence !

Il faut donc apporter bien de précautions & bien de prudence dans l'inſpection des cadavres ; rien ne paroît plus difficile que d'y découvrir ce qu'on y cherche, quand on eſt en garde contre les opinions communes. C'eſt ici que l'artiſte doit ſe dépouiller de toute eſpèce de prévention, ſurtout lorſqu'il eſt obligé de prononcer dans un rapport judiciel ; il ne doit avoir que des yeux anatomiſtes pour décrire tout ſimplement ce qu'il a vû & ce qui eſt. Il eſt ſans doute plus aiſé de faire une opération ſur le vivant que de porter un jugement ſolide d'après l'inſpection d'un cadavre : dans le premier cas, l'uſage a déterminé certaines règles que l'on ſuit ; mais dans le ſecond, ces règles ſont encore à tracer. Qu'il ſeroit à ſouhaiter que des anatomiſtes éclairés & philoſophes tout à la fois, vouluſſent s'occuper d'une matière auſſi importante, & qui ſouvent par ſon obſcurité, ou plutôt par celle qu'y apportent les gens de l'art, jete les juges dans une perplexité déſolante, leur ôte les moyens d'aſſeoir une déciſion juſte & équitable & laiſſe ſans doute toujours dans leur ame un remords importun, quoique, à la vérité, auſſi injuſte qu'il eſt involontaire. D'ailleurs, pourquoi les médecins autant pût leur honneur que pour l'avancement de leur art, ne font-ils pas plus fouvent ouvrir les cadavres, furtout lorfque la mort a été fuivie de quelques maladies longues & particuliérement de celles qui ont été obfcures dans leur marche, dont la caufe ne s'eft pas montrée bien clairement, ou dont le fiège a paru douteux ? Tous les jours on entend les médecins dire, que tel malade eft mort d'un abcès dans le cerveau, d'un fquirre dans le foye ou dans .'eftomac, de concrétions pierreufes dans le poumon, d'un polype au cœur ou dans les gros vaiffeaux fanguins & de plufieurs autres maladies femblables, réputées abfolument incurables, afin de couvrir leur incertitude ignorante, le traîtement ridicule qu'ils ont employé dans le cours de la maladie, & prouver par-là que, quoiqu'on eut fait, le malade ne pouvoit pas guérir (cela m'eft arrivé plus d'une fois & j'en rougis, mais j'ai la franchife de l'avouer). Que fi au contraire le cadavre eut été ouvert ; on auroit trouvé une toute autre léfion que celle qu'avoit annoncée le docteur & fa bévue mife alors au grand jour, auroit couvert de honte fon orgueil déplacé en lui apprenant à re-connoître la véritable caufe de la mort ; & l'au-roit furtout guéri lui & fes femblables de la ridi-cule manie d'endormir ainfi le public. Mais auffi en revanche, de quelle fatisfaction ne jouiroit pas le médecin prudent & éclairé qui, par ce moyen avantageux, verroit qu'il ne s'eft point trompé dans fon pronoftic, qu'il a parfaitement connu le fiège & la nature de la maladie, & que, fi cependant la mort s'en eft fuivie, c'eft que la caufe qui l'a produite, étoit au-deffus des reffources de l'art & que les bornes de l'efprit humain ne font pas en-core affez reculées pour atteindre le but défiré ;

c'est-à-dire, la guérison de certaines maladies que l'expérience & le tems ont jusqu'ici regardé comme très-difficiles, pour ne pas dire, impossibles à guérir.

Si la science des médecins n'est pas encore parvenue à trouver des remèdes contre l'imbécillité naturelle; elle n'a pas été jusqu'ici plus heureuse, pour découvrir les moyens de guérir l'imbécillité accidentelle, celle surtout qui succède à la folie; elle est, pour lors, de l'augure le plus fâcheux & on peut presque pronostiquer à coup sûr, qu'un fou quelconque, qui tombe insensiblement dans l'imbécillité & dans cette espéce d'apathie où ils meurent presque tous, ne recouvrera jamais son bon sens; c'est à peu-près la pierre de touche de l'incurabilité. Le cerveau n'a plus dans cet état aucun ressort; il est dans un affaissement incapable de réaction, qui s'annonce assez par l'inspection de leur physique & l'observation de leur moral; leur vie n'est plus qu'une vie végétative dans laquelle même les organes vitaux ne remplissent leurs fonctions, pour ainsi dire, que par habitude. On peut aussi regarder comme absolument incurables les fous qui rendent leurs excrémens sous eux, exactement comme les animaux, quand même ils ne seroient pas parvenus à l'état d'imbécillité dont on vient de parler : ce sypmtôme est encore d'un pronostic plus désolant, lorsqu'en les rendant de cette manière, il finissent par les manger, souvent même avec autant d'avidité que le meilleur aliment ; c'est alors le comble de la dégradation de l'esprit ; ils sont entièrement perdus pour la société ; il ne reste plus à l'humanité, qu'à déplorer leur malheureux état, & à les soigner précisément comme on soigneroit l'animal, tout à la fois le plus dégoutant & le plus stupide.

46

Les fous furieux, ceux qui sont méchans, insidieux, guérissent difficilement : il seroit peut-être encore possible d'en guérir quelques-uns, si plusieurs obstacles, très-difficiles à surmonter, ne s'y opposoient ; le danger de les approcher, la nécessité d'user de violence que l'on doit cependant employer le moins que l'on peut, sont ceux qui embarassent aussi le plus souvent le praticien le plus humain & le plus expérimenté. Si on ajoute à ces entraves la difficulté de leur faire prendre des remèdes internes, on verra qu'il reste très-peu de ressources à l'art : on pourroit, à la vérité dans ce cas, user d'un baillon pour y réussir, mais outre que, dans une si triste alternative, cette méthode repugne infiniment à tout être pensant, elle déviendroit d'ailleurs autant inutile par le peu d'effet que produiroient des remèdes ainsi avalés, que par la forte repugnance qu'ils occasionneroient à celui auprès de qui on seroit obligé de l'employer. On se trouve donc réduit à des secours externes, & quoique la difficulté ne soit pas moindre, le succès & l'efficacité n'en deviennent pas plus assurés.

Les folies gaies, celles qui reconnoissent pour cause les affections douces de l'ame, telles que seroient l'amour, les différens obstacles à la possession de l'objet aimé, la joie que produit une nouvelle heureuse ou inattendue, un plaisir trop vif & trop subit, ces folies, dis-je, peuvent se guérir encore aisément, surtout quand elles ne sont pas invétérées. Il semble que, dans ces sortes de cas, l'esprit n'a pas contracté cette rudesse, & cette âpreté de caractère que donnent les passions fortes, violentes, ou qui auroient pour germe, la haine, la vengeance, ou toute autre de même

nature ; les organes se trouvent, d'après ces pre-
mières affections, beaucoup mieux disposés à recevoir l'impression des moyens curatifs, parce
qu'il y a moins de tension dans toute l'économie
animale ; mais en revanche, les fous de cette espèce sont aussi plus sujets à devenir hébétés, surtout si on pousse le traîtement trop loin ; & si
malheureusement ils tombent dans un état de stupeur
& d'hébétude, alors ils en réchappent difficilemnt.

Les fous mélancoliques, taciturnes, sournois,
qui paroissent être, pour ainsi dire, dans un état
continuel de méditation, qui vous contemplent
avec un regard fixe, qui ne répondent point ou
presque jamais aux questions qu'on leur fait, même
en les sollicitant vivement, sont de très-difficile
guérison. On réussit rarement à les sortir de cette
indifférence opiniâtre, dans laquelle on diroit qu'ils
se plaisent & dont ils paroissent jouir. Rarement
parvient-on à distraire leur esprit & à les ramener
à leur état naturel : vous diriez qu'ils sont fortement
occupés de quelques idées importantes dont leur
imagination ne peut se défaisir, & je serois tenté
de le croire d'après la fréquente observation que
j'en ai faite & le long tems que je mettois à
la faire & à les contempler. La sécheresse générale de leurs fibres, la lenteur avec laquelle les
humeurs circulent dans ces sortes de constitutions,
& surtout cette inaction permanente de leur ame,
sont autant de causes qui favorisent leur stase dans
le cerveau, & tout autant d'entraves qui s'opposent à
l'action des remèdes. Les fous furieux d'un tempe-
rament mélancolique sont plus difficiles à guérir
que les fous furieux sanguins : chez les premiers,
leurs idées de haine, de ressentiment, de fausses
images, sont plus fixes & plus inhérentes que chez

les seconds, les bains froids & la faignée leur conviennent moins qu'aux fanguins, à qui il faut
appliquer un traitement anti-phlogiftique.

En général les folies invétérées font plus difficiles
à guérir que les récentes; celles qui dès leur première apparition ont été abandonnées, négligées,
auxquelles on n'a fait aucun remède, ou que l'on
a foignées par un traitement contraire à celui qui
leur convenoit, le font infiniment plus que les folies auxquelles on a d'abord porté quelques fecours,
qui n'ont pas été épuifées par des remèdes trop
actifs, trop répétés, où chez lefquelles on a employé
une méthode fagement dirigée & qui ne tenoit
aucunement à ces routines que l'on applique in-
diftinctement à toutes les folies.

Il eft fans doute malheureux pour l'art de guérir & peu fatisfaifant pour celui qui l'exerce,
de préfenter un tableau auffi peu confolant dans
le pronoftic de cette maladie, foit en général, foit
en particulier, parce que d'ailleurs la folie humilie
l'orgueil de notre raifon. Si donc ce n'eft pas la
partie de la médecine qui procure à l'artifte le
plus de gloire & qui étende le plus fa réputation;
c'eft au moins celle qui fera la plus confolante pour
le médecin bienfaifant & affez éclairé pour ne pas
rendre pire, en aucune manière, l'état de ces infortunés : il en aura toujours affez acquis, lorfque fe
rendant compte à lui-même de fa conduite, il
ne trouvera pas de motifs à fe faire aucun reproche, parce qu'il aura rempli fon devoir d'homme
& d'homme deftiné à foulager les maux de fes
femblables.

D'après ces intentions, voyons fi, en joignant
les obfervations que j'ai faites dans l'hôpital des
fous avec l'exactitude la plus attentive, il feroit
poffible

possible d'atteindre ce but , & de tracer une méthode raisonnable de traiter la folie.

De toutes les parties de la médecine pratique , je l'ai indiqué ci-dessus , & je ne crains pas de le répéter , celle de guérir les fous est la plus difficile , la plus délicate & en même tems la plus ingrate & la plus rebutante. C'est surtout cette partie qui exige un usage constant de la philosophie , sans le secours de laquelle les efforts du médecin seront toujours très-bornés & très-infructueux ; il lui faut surtout beaucoup de patience & de douceur , & il ne doit pas d'abord désespérer des moyens , même les plus ingénieux, qu'il auroit mis en usage pour leur guérison. Le point essentiel est qu'il soit assez éclairé pour développer, si la cause de la folie naît d'un excès d'irritabilité dans le systême nerveux , ou de son atonie & de son engourdissement. Mais quelle qu'en soit la cause , il n'est pas moins nécessaire au médecin de gagner la confiance des fous soumis à ses soins, & de trouver surtout dans la fécondité de son esprit , des secours moraux pour les ramener à la raison. Quoiqu'il soit encore malheureusement douteux parmi quelques praticiens , si les distinctions qu'on a fait de la folie & de ses variétés , ne doivent pas mettre de la différence dans la manière de la traiter ; cependant il ne faudroit pas croire que c'est par la quantité des remèdes qu'on doive guérir cette maladie ; le régime , l'exercice , la liberté & surtout beaucoup de douceur dans les discours qu'on leur tient & dans les manières qu'on emploit auprès d'eux , forment une méthode de guérir, beaucoup plus sûre & plus raisonnable.

Mais , conviendroit-il pour guérir les fous , de flatter l'objet de leur folie ; où faudroit-il prendre le contre-pied ? D'après mes recherches fur ce point de pratique, j'ai presque toujours observé, fi ce font des maniaques, des fous furieux, que plus on les irritoit, plus on contrarioit leurs idées, où qu'on ne parut pas acquiescer à leurs opinions extravagantes ; plus aussi on augmentoit leur délire, plus on échauffoit leur imagination, souvent même à un point d'exaltation incroyable. Il survient alors une forte agitation dans le cours. de leurs humeurs, le pouls s'accelere & devient plus fréquent, la chaleur paroît augmentée, par la rougeur du visage & le feu étincelant de leurs yeux ; ils parlent avec une volubilité étonnante ; ils s'agitent, vont & viennent, fans avoir un instant de repos : fi le fou que vous avez ainsi agacé, est surtout de l'espèce de ceux dont j'ai parlé ci-devant, vous êtes assuré qu'il ne reprendra pas de long-tems une assiete tranquille. Tous ces mouvemens se communiquant principalement au cerveau, ce viscère en reçoit une telle excitation, qu'elle produit une surcharge d'idées ; elles se croisent toutes, s'étouffent, pour ainsi dire, par la confusion qui en résulte, & le tems seul peut calmer ce mouvement extraordinaire qu'on y a imprudemment causé. Il faut donc, surtout, avoir grand soin de ne pas les irriter en reveillant leur passion dominante ou l'objet qui a causé la folie, soit par des discours, soit par la présence même des objets. Ajoutez à cel. qu'en contrariant ainsi ces malades dans l'objet de leur folie, il n'est pas nécessaire d'y revenir à plusieurs reprises, pour que le pauvre malheureux, qui n'a souvent de mémoire pour aucune chose, ne se ressouvienne très-bien de la résistance que vous lui avez opposée, & ne prenne alors non-seulement un travers, mais le plus souvent une haine forte & décidée contre vous, dont rien ne pourra le faire revenir; & par-là, vous vous ôtez un moyen réel, si non de guérison, tout au moins de soulagement pour cet infortuné.

Un homme qui avoit la folie de se croire sorcier, fut guéri de sa folie par *Gassendi*, de la manière suivante: ce philosophe célèbre persuada à cet homme qu'il vouloit être sorcier comme lui; il lui demanda de sa drogue & feignit de s'en frotter; ils passerent la nuit dans la même chambre: le sorcier endormi s'agita & parla toute la nuit; à son reveil, il embrassa *Gassendi*, & le félicita d'avoir été au sabbat; il lui raconta tout ce que *Gassendi* & lui avoient fait avec le bouc. *Gassendi* lui montrant alors la drogue à laquelle il n'avoit pas touché, lui fit voir qu'il avoit passé la nuit à lire & à écrire, & parvint par-là à tirer le prétendu sorcier de son illusion (*).

Je ne serois pas d'avis non plus, qu'on flattât jusqu'à un certain point, le sujet principal qui auroit rendu un homme fou: je ne pense pas qu'on doive trop le bercer dans ses idées, parce que ce seroit pour lors vouloir perpétuer son état; il abonderoit dans son sens, si je puis me servir de cette expression, & son imagination rouleroit continuellement autour d'un cercle dont il ne sortiroit jamais, par le penchant qu'auroit acquis le cerveau de produire & reproduire toujours les mêmes idées.

Il y a donc un terme moyen à saisir, pour la guérison des fous, entre contrarier l'objet de leur folie & le flatter. J'avoue de bonne foi que c'est-

_____

(*) Essai sur les mœurs, tom. VI. pag. 254.

là *le point difficile* ; les praticiens y ont peu réfléchi, ou l'ont absolument négligé ; pour moi, je le regarde comme un des principaux secours dans cette maladie. C'est dans ces circonstances où le médecin doit tirer des ressources de son génie, le plier au caractère de l'insensé, & le devenir, pour ainsi dire, lui même. On criera, sans doute, au paradoxe, lorsque je dirai qu'il faut presque sans cesse parler raison aux fous, quand même ils ne l'entendent pas ; quoiqu'ils n'y font pas attention, & qu'ils continuent à déraisonner : à force de constance & de persévérance dans ce moyen, on réussit quelquefois à les ramener : il est vrai que cela n'arrive pas toujours ; mais j'ai plus d'une observation du succès de cette manière d'agir avec eux.

Je suis si éloigné de penser qu'on doive contraindre les fous, que je crois même qu'on ne devroit pas les renfermer ; surtout lorsqu'ils ne sont ni furieux ni méchans, ou au moins, lorsqu'ils ne le sont pas à un point de faire courir du danger à ceux qui les approchent ou qui sont obligés de les servir. Je suis intimément persuadé qu'il y a plusieurs fous qui le sont devenus, parce qu'on les a d'abord, & trop tôt fermés ; & beaucoup d'autres aussi, parce qu'on les y a toujours, & trop long-tems tenus. Je ne pourrois, malheureusement, que trop citer des observations de ce genre ; mais aussi il me seroit aisé, si le silence dans cette matière n'étoit une loi sacrée, d'en citer de plus heureuses, ou m'étant fortement opposé à ce qu'on ne fermât pas certains fous, ils sont cependant revenus à la raison & ont totalement recouvré leur bon sens, en les laissant, d'après mon conseil, jouir de leur liberté.

Il n'est pas douteux qu'on réussiroit peut-être à

guérir un plus grand nombre de fous ; si libres dans un clos vaste, spacieux & agréable, mais cependant sûr, ils pouvoient aller, venir, se promener à leur gré & jouir d'un air plus sain & moins infect que celui qu'ils respirent communément dans leurs cachots. On pourroit même destiner quelques-uns des domestiques à leur seule surveillance, & qui les garderoient à vue pour empêcher leur évasion, s'ils vouloient la tenter. Je sens que cela deviendroit peut-être couteux, & que cette surveillance paroîtra sans doute, du premier abord, d'une exécution difficile & peu ordinaire : mais, que ne devroit-on pas faire & pourquoi ne le feroit-on pas, si ce moyen pouvoit seulement rendre la santé à un seul des fous d'un hôpital ? Ne — seroit-ce pas déjà bien mériter de l'humanité, que de procurer à ces infortunés la satisfaction de jouir d'une espèce de liberté, qui, quoiqu'à la vérité purement mécanique, leur donneroit cependant la facilité de se promener, & de se distraire de leurs idées extravagantes, par les différens objets que la nature offriroit sans cesse à leurs yeux ? Ce moyen me paroît d'autant plus nécessaire à employer, qu'un symptôme commun à tous les fous, est celui de toujours vouloir sortir de leurs cachots, quand ils y sont fermés ; & de chercher à s'évader pour peu qu'ils en puissent trouver l'occasion, ou saisir le moment. C'est, de toutes les observations faites sur ces malades, celle que j'ai trouvée la plus constante, la plus frappante & sur laquelle on peut compter en toute certitude. Je n'en ai jamais visité aucun, même des plus furieux & des plus constamment insensés, qui, avant de le quitter, n'ait interrompu sa fureur, ou le torrent de ses idées sans suite, de ses propos extravagans, pour me demander de

le laiſſer ſortir de ſon cachot. J'ai ſouvent acquieſcé
à leur demande, j'y mettois même une ſorte de
complaiſance délicieuſe, & je n'ai jamais eu lieu de
m'en repentir. Et qui ſait, ſi ce n'eſt pas le cri
de la nature qui ſe fait entendre dans ce cas là &
qui inſpire ce deſir aux inſenſés pour leur bien,
de la même manière & par le même mécaniſme
qu'elle fait appêter la boiſſon aux fébricitans! Le
praticien ne doit-il pas ici étudier la nature & la
ſuivre, comme il eſt obligé de le faire dans les
autres affections du corps?

On a obſervé que la ſituation horizontale du
corps eſt nuiſible à tous les fous & plus encore
aux fous furieux. Il faut autant qu'il eſt poſſible
les faire reſter debout, & même les y engager pour
diminuer la plénitude, la tenſion des vaiſſeaux du
cerveau & empêcher par-là de nouvelles irritations
dans cet organe; on doit par conſéquent les laiſſer promener autant que peut le permettre leur état.
Il eſt de même très-eſſentiel d'écarter tous les objets, qui, ſoit par la vue, ſoit par l'ouie, ou par
quelques-uns des autres ſens, pourroient rappeler
leurs anciennes idées & leurs diverſes aſſociations. Il
faut encore, par la même raiſon, empêcher aux
étrangers de les voir, & rarement le permettre à ceux
de leur connoiſſance: ce précepte doit être obſervé
très - rigoureuſement; j'ai eu occaſion de remarquer très-fréquemment, que les viſites, que l'on
fait aux fous, leur ſont généralement préjudiciables,
même de la part du médecin, quoiqu'il ne leur preſcrive aucune eſpèce de remède, & ſans leur en avoir
même jamais preſcrit. Souvent, pour ne pas dire,
toujours, la tranquillité d'eſprit & de corps dont
ils jouiſſent pendant quelques inſtans dans leurs cachots, eſt troublée par l'apparition de ceux qui

viennent les vifiter : s'ils dorment, on les reveille
& avec eux toutes leurs idées extravagantes : s'ils
ne dorment pas & qu'ils foient comme dans une
efpèce d'apathie ou de tranquillité ; frappés de l'objet qui fe préfente à eux, leur imagination s'échauffe,
les idées fe fuccedent rapidement les unes aux autres, les propos analogues s'enfuivent, ils s'agitent,
parlent fans relâche, & cette excitation une fois
commencée, augmente infenfiblement & continue
fouvent pendant plufieurs heures de fuite, fans qu'il
foit poffible de les calmer par aucun moyen ; on
y parviendroit même plus aifément fi on les trouvoit
déjà dans cet état, lorfqu'on ouvre leurs cachots
pour leur porter de la nourriture, ou leur rendre
quelqu'autre fervice : la vifite qu'on leur fait, devient pour lors un calmant ; elle met, pour ainfi
dire, un entrave à la fougue ou au torrent de
leurs idées, les fufpend ou en arrête le cours ; elle
donne fouvent à ces malheureux quelques intervalles
affez long de répit, les ramène, finon à la raifon pour quelques momens, du moins leur procure un bien être & une tranquillité dont ils ont
très-fort befoin, & qu'il n'eft pas toujours aifé d'obtenir, par les moyens même les mieux imaginés.
J'ai fouvent moi-même & fans le vouloir, occa-
fionné ces variations, & j'en ai fait la trifte obfervation en les vifitant comme médecin. Lorfqu'en
entrant dans le cachot d'un de ces foux furieux,
maniaques, je le trouvois reveillé & tranquille,
ou endormi fur fon grabat ; alors fortant tout à
coup, à ma vue, de fon état, il commençoit à
s'agiter, à parler fans ceffe & fans fuite, à fe
promener haut & bas fans vouloir ni m'écouter ni
me répondre ; & forcé pour lors de l'abandonner,
j'avois le regret, dès que j'étois forti, d'entendre

les propos diſcordans qu'il tenoit, de m'appercevoir de la colere dans laquelle il entroit & du degré d'agitation où il parvenoit. Souvent j'ai eu la conſtance de reſter long-tems à la porte du cachot pour juger de l'intenſité & de la durée de l'état affreux où malgré moi je l'avois jeté, tandiſqu'au contraire mon intention n'avoit été que de lui faire du bien. Mais auſſi j'ai eu quelquefois la douce ſatisfaction de les calmer, lorſqu'en les viſitant je les trouvois dans leurs accès de folie ; ils s'appaiſoient dès que je paroiſſois ; le calme de leur eſprit ſuccédoit au trouble de leurs idées ; ils répondoient avec juſteſſe aux queſtions que je leur faiſois ; ils paroiſſoient pour quelque tems avoir recouvré la raiſon ; & ſi je ne les avois pas guéri complettement, du moins j'avois ſuſpendu leur maladie, & certainement je les avois conſolés. Pourquoi ne dirois-je pas que, c'eſt ſouvent à ce ſeul ſecours que devroit ſe borner tout l'emploi du médecin ?

Mais quels moyens, demandera-t-on ſans doute, faudra-t-il donc employer pour contenir les fous ? Je réponds d'abord, que ces moyens ne ſont pas faciles à déterminer & qu'ils exigent beaucoup de prudence dans le choix qu'on doit en faire. C'eſt préciſément dans ce point de pratique, où preſque tous les auteurs ont échoué ; je ne me flatte pas d'en imaginer de meilleurs, ni de bien merveilleux, mais, à coup ſur, je ne ſerai jamais d'avis qu'on mette en uſage aucun de ceux qui ſont durs & violens ; je penſe au contraire qu'on doit le plus ſouvent ſe ſervir, auprès de ces malades, des plus doux & des plus humains ; & c'eſt bien ici où une philoſophie ſage & éclairée devra particuliérement être le guide du médecin. Le célèbre *Cullen* recommande une chemiſette ſerrée au corps, comme
le

le meilleur moyen pour contenir les fous qui font furieux ; mais, comment leur vêtir cette chemifette dans leurs accès de fureur, fans qu'il y ait du danger pour celui qui voudra l'entreprendre ? Avec quelle colère & avec quelle force ne fe défendront pas ceux à qui il s'agira de l'endoffer ? Comme ils ne font pas, à la vérité, continuellement furieux, on pourroit, dira-t-on, faifir ces inftans de calme pour la leur mettre. Mais, chez les maniaques, chez ceux dont la folie eft colérique & à qui un rien caufe une irritation violente, cet acte de force & de rigueur, cette efpèce de lien qui va enchaîner le peu de liberté qui leur refte, ramenera bientôt leur fureur & les jetera peut-être dans un état cent fois pire que celui qu'on aura voulu contenir ; & dont la durée, d'après l'expérience, s'étendant beaucoup au-delà de ce qu'on pourroit imaginer, fera regreter de s'en être fervi. Il fembleroit donc que ce moyen eft infuffifant, & que s'il n'eft pas abfolument vicieux, il remplira difficilement le but qu'on s'eft propofé dans ce cas. Le même auteur recommande encore la peur comme un fecours, qui diminuant l'orgafme excité dans le cerveau des fous irafcibles, peut en calmer les accès. J'adopterois d'autant plus volontiers ce moyen (quoique cependant il ne faille pas en abufer), que l'expérience m'a fait reconnoître, qu'il manquoit rarement fon effet, & que d'après elle je m'en fuis, plufieurs fois, fervi avec fuccès. Je crois néanmoins que, tout comme l'ame s'habitue tellement à une paffion quelconque, qu'à la fin cette paffion ne produit plus fur elle, la même impreffion qu'elle caufoit dans le commencement : de même le cerveau fe feroit à cette habitude *de peur*, à un tel point, qu'elle deviendroit abfolument infructueufe. D'ailleurs, il y auroit à craindre que ce moyen fouvent répété, ne portât un trop grand relâchement dans les vaiffeaux de ce vifcère, en empêchât la réaction fi néceffaire à la guérifon, & ne produifît enfin une telle apathie, qu'elle jeteroit les malades dans une imbécillité abfolument incurable, furtout chez ceux qui y feroient déjà prédifpofés. Au refte, qu'eft-il befoin de chercher des moyens mécaniques pour contenir les fous dans leurs fureurs, puifqu'un praticien auffi célèbre que *Cullen*, n'en a trouvé aucun qui fût tout à la fois facile & vraiment falutaire ?

Après avoir indiqué quelques-uns des moyens curatifs de la folie, tirés d'une philofophie fage, prudente & éclairée ; voyons quels font ceux qu'une pratique bien dirigée & fondée fur l'obfervation, peut confeiller & mettre en ufage avec fuccès dans cette maladie.

La faignée paroît d'abord le fecours le plus utile, & c'eft celui qui en général eft le premier & le plus ordinairement employé. Se préfente-t-il un fou furieux, un fou méchant ? Le commun des hommes, & même le commun des médecins, prononcent tout de fuite, qu'il faut le lier & le faigner ; fouvent fans examiner ce qui aura précédé, & plus fouvent encore fans s'informer, fi on n'a pas donné occafion à fa fureur, à fa méchanceté, ou au retour de l'une ou de l'autre. Sans doute la faignée eft un grand remède dans cette maladie ; mais elle n'eft vraiment utile & néceffaire que dans les commencemens ; & elle eft décidément nuifible, lorfque la folie eft invétérée. Si le malade eft jeune, s'il eft d'un tempérament fanguin, fi c'eft un athlète, fi, dans les accès de fureur ou de méchanceté, il donne en même tems des preuves non

équivoques d'une force peu commune , & surtout
s'il est dans les premiers tems de sa folie ; n'hési-
tez pas de lui faire tirer du sang , dont la quantité devra être proportionnée à tous les signes qu'on
vient de décrire. La saignée du pied faite par
une très-large ouverture , opére souvent des pro-
diges ; la prompte révulsion des humeurs qu'elle
produit , par ce mécanisme , dans les vaisseaux du
cerveau, dégage souvent ce viscère de la surcharge du sang qui les oppressoit ; elle y établit une
circulation plus douce , plus égale , le rend en
même tems moins irritable & ramène quelquefois
le calme dans les idées, d'une manière surprenante.
Ne vous effrayez pas quand même le malade tomberoit en défaillance ; elle est d'un augure favorable ; & souvent on a vu un fou , prendre une
syncope dans des cas pareils , & revenir delà , au
grand étonnement des assistans, absolument raisonnable. La saignée de l'artère temporale & celle
des jugulaires , ont aussi souvent été faites avec
beaucoup de succès ; c'est à la proximité du lieu
affecté, que sont dûs les bons effets de l'une & de
l'autre de ces deux opérations ; elles se font trop
immédiatement pour ne pas être extrêmement salu-
taires ; & il n'est pas douteux qu'elles le seroient
encore davantage, si la main du chirurgien pouvoit
porter sa lancette , dans les vaisseaux même du cerveau. Souvent on est obligé de réitérer la saignée
chez les fous ; c'est à la prudence du médecin que
doit surtout être confiée la seconde ou la troisième
évacuation sanguine ; il n'aura pas même failli ,
quand il auroit économisé cette liqueur précieuse
dans laquelle réside la vie ; & il aura fait une
très-grande faute, s'il a excédé. Le malade tombe
alors dans une atonie, dont rien ne peut le se-

lever ; & il s'enfuit une stupeur & une hébétude,
que je regarde comme les plus mauvais symptômes,
parce que je n'en ai jamais vu revenir aucun,
ou du moins très - rarement, lorsqu'ils parviennent
à cet état. Gardez-vous bien de suivre, dans le traitement de la folie, la routine meurtrière pratiquée
dans certains hôpitaux, où l'on saigne, à plusieurs
reprises, tous les fous, indistinctement, sans trop considérer, si la folie est récente ou ancienne, si la
constitution du malade est sanguine ou non, s'il
est jeune ou avancé en age, robuste ou foible ; si
la folie n'est point occasionnée par des excès quelconques, & surtout par ceux de l'amour ; ou bien,
si peut-être elle ne provient pas d'un vice contraire.

Je fus consulté, il y a quelques années, par
écrit, pour un jeune homme dont la tête commençoit à s'aliéner ; je demandai à voir le malade de
près, pour m'assurer de la cause de cette aliénation,
surtout à cet age : on me l'amena ; à l'inspection
de son visage, au maintien de son corps & à certaines réponses qu'il me fit à ce que je lui deman-
dois, je fus aussitôt persuadé que la masturbation
étoit la cause de sa maladie. Cependant voulant,
pour plus de sûreté, en tirer l'aveu, même de sa
bouche ; pour y réussir, je lui demandai son pouls ;
il s'y refusa d'abord, imaginant qu'il m'indiqueroit la vérité ; je pressai vivement, & il résistoit ;
j'insistai d'un ton ferme & sévère en lui prenant le
poignet, & lui tâtant le pouls pendant plus long-
tems qu'on ne le fait communément, je lui dis
hardiment & du même ton : *Monsieur, votre pouls
m'indique que vous vous êtes adonné depuis long-
tems à une habitude vicieuse, qui va vous faire devenir fou, si vous persistez à vous y livrer (&*

je dois avouer que son pouls ne m'annonçoit que de la foiblesse & un mouvement frétillant , suites de sa manœuvre , & il ne pouvoit guère m'indiquer autre chose) ; le jeune homme resta stupéfait , rougit , me balbutia ce que je voulois savoir , assez distinctement cependant , pour m'arrêter dans mes perquisitions & ménager son embarras. Je le renvoyai, en lui assurant très-positivement , que , s'il continuoit à suivre ce malheureux penchant, il tomberoit certainement dans la folie & qu'on seroit obligé de le fermer. J'avertis les parens de la cause du mal, je leur fis dire que l'absolue cessation de cette habitude étoit le seul remède que j'ordonnasse , & que c'étoit à eux à veiller , pour qu'il ne la continuât pas. Le jeune homme en effet docile à mes conseils , frappé du pronostic & des suites où l'entraîneroit cette manœuvre , cessa pendant assez long-tems d'y revenir ; il reprit de l'embonpoint & un bon coloris dans le teint ; sa tête revint à son assiette naturelle & il se remit à ses études. Mais soit par la fréquentation de ses camarades , soit plutôt par la force du penchant & de l'attrait qui y est attaché , il recommença son train de vie , retomba dans un état pire qu'auparavant & l'aliénation devint si forte qu'on ne savoit quel parti prendre. On consulte un chirurgien pour lui porter quelques secours ; l'esculape de campagne , quoiqu'averti sur la cause de la folie , ne vit rien de mieux que de prodiguer d'abord , à large dose, le remède de son métier , qu'il eut soin de réitérer jusqu'à trois fois ; voyant qu'à la première le mal , bien loin de diminuer , augmentoit encore. Enfin il manœuvra si bien , qu'à la troisième saignée le jeune homme tomba dans un affaissement & une imbécillité dont il ne s'est jamais relevé. Vic-

time de cette routine dont j'ai parlé ci-devant, &
de l'examen peu réfléchi de l'homme de l'art à
qui on s'adressa ; le jeune infortuné seroit aujour-
d'hui rentré dans la société, si, au lieu d'aggra-
ver la cause de sa folie par des saignées, on eût
d'abord usé du moyen que j'avois suggéré ; si on
y avoit ajouté quelques fortifians, & si on avoit
eu la patience de laisser ensuite agir la nature,
qui, en reprenant peu à peu ses droits, auroit insensiblement ramené la raison.

Enfin, avant de prescrire la saignée contre la folie, il faut encore considérer, si la cause, au lieu
d'avoir son siége dans la tête, ne réside pas dans
quelques-uns des viscères du bas-ventre. Mais,
aussi combien y en a-t-il qui sont malheureusement sacrifiés à cette pratique des hôpitaux, & dont
les résultats, s'ils étoient suivis de près, prouve-
roient clairement, combien on a contribué à leur
incurabilité absolue, parce que, comme je l'ai
déjà dit, ils deviennent presque tous absolument
imbécilles.

L'émetique paroît, après la saignée, tenir le premier rang parmi les remèdes qu'on administre aux
fous. Plusieurs praticiens s'en servent & le recom-
mandent comme un moyen propre à donner une
secousse à toute l'économie animale, & qui parve-
nant à intervertir le cours régulier du fluide nerveux, peut métamorphoser, qu'on me pardonne
l'expression, les idées extravagantes & disparates
en idées raisonnables & conformes au bon sens.
Quant à moi, je regarde l'émetique en général
comme très-nuisible dans la folie, & je n'oserois
le prescrire ni le conseiller, que dans le seul cas où
je serois assuré que la cause de cette maladie auroit son foyer dans l'estomac, ainsi que je l'ai vu

arriver deux fois ; ou qu'elle proviendroit de quelque engorgement humoral dans les viſcères du bas-
ventre. L'action de l'émetique eſt de pouſſer le ſang
au cerveau par les carotides, & d'en empêcher le retour par les jugulaires ; ce concours ne peut donc
qu'augmenter la plénitude des vaiſſeaux de la tête.
L'émetique pouſſe bien auſſi à la ſurface du corps,
& par là pourroit peut-être contribuer à la déplo-
tion des vaiſſeaux cérébraux, mais ſon premier effet étant plus certain, plus conſtant & plus mécanique, il ne peut que devenir, par conſéquent,
infiniment dangereux.

Si l'émetique eſt un remède qu'on doive très-rarement employer chez les fous, il n'en eſt pas de
même des purgatifs ; ceux-ci produiſent, le plus ſouvent, de très-bons effets. On ſait que les fous mangent beaucoup, que s'ils ſont abandonnés à eux-
mêmes, ils ne mettent aucun choix dans la qualité des alimens ; & que dans les hôpitaux, on
eſt néceſſairement forcé par économie, à ne leur
donner qu'une nourriture commune, groſſière &
conſéquemment indigeſte, qu'ils ne laiſſent pas cependant, de dévorer avec une ſorte de gloutonnerie
qui leur eſt propre. Leurs digeſtions ſont donc
preſque toujours imparfaites ; & delà des humeurs
ſucceſſivement mal élaborées, qui paroiſſent exiger
des évacuations répétées de tems en tems ; & ce
qui le prouveroit encore mieux, c'eſt que j'ai obſervé les fous être fort ſujets à la diarrhée ; qu'alors
ils ſont moins furieux & leurs propos moins extravagans. D'ailleurs, l'expérience confirme tous les
jours aux praticiens, que les purgatifs ſoulagent en
général & diminuent les maladies de la tête, par
la dérivation des humeurs qu'ils occaſionnent du
côté du tube inteſtinal.

Mais, de tous les remèdes propres à foulager ou
à guérir la folie, l'opium eſt vraiment le plus hé-
roïque, furtout lorſque les fous ſont maniaques
& portés à la fureur; à moins cependant qu'il n'y
eût quelque léſion organique dans le cerveau: il
calme les agitations violentes auxquelles ils ne ſont
que trop ſujets; il ramène une ſorte de régularité
dans la circulation & rétablit l'ordre dans leurs
idées: de noires & ténébreuſes qu'elles ſont ordinairement, l'opium les rend gaies & plus analogues à leur caractére primitif; le pouls devient
lent & tard; leur phyſionomie ſe déride & s'adou-
cit, les traits n'en ſont plus ſi fortement déſorga-
niſés & tout leur maintien reprend ſon état naturel. Ce ſecours eſt d'autant plus utile que, pendant ces momens de tranquillité, il eſt plus facile de leur en adminiſtrer d'autres & qu'on peut
plus aiſément diſpoſer d'eux. D'ailleurs quand on
ne feroit par ce moyen, que ſuſpendre leurs accès;
ne doit-on pas compter pour beaucoup, celui de
procurer à ces infortunés des momens de calme &
de repos, & de renaître, pour ainſi dire, à un
nouvel état dont ils n'avoient pas ſenti la jouiſſance
depuis long-tems. Il ne faut pas croire que ce remède doive être donné aux doſes ordinaires, il
ne produiroit, dans cette circonſtance, que très-peu
ou point d'effet. Il eſt confirmé par l'expérience,
que les acides énervent & détruiſent même l'action
de l'opium, ils ſont reconnus pour l'antidote de
cette ſubſtance; or, comme les humeurs des fous
ſont toutes imprégnées d'une acidité ſurabondante
& exaltée, ce dont on s'apperçoit manifeſtement
par l'odeur qu'exhalent leur tranſpiration & leurs
autres excretions; & que les ſucs de l'eſtomac
déjà acides de leur nature, contractent encore cette
qualité

à un plus grand degré d'intensité ; on ne doit donc pas être surpris que ce médicament donné aux doses, à-peu-près, auxquelles le prescrivent ordinairement les médecins dans le cours de leur pratique, manquât absolument son effet, & qu'au contraire, en les agitant, il augmentât infiniment leur loquacité, leur colère, leurs fureurs ; en un mot, tous les symptômes violens de cette cruelle maladie. Je n'ai jamais employé que le *laudanum liquide de sydenham* (*), ou l'*opium* en substance ; & si on donne communément dans la pratique, l'un à 25 ou 30 gouttes, & l'autre à un grain ou un grain & demi, d'une seule dose ; il ne faut pas craindre d'ordonner le premier à 40 ou 50 gouttes, & le second à deux grains & demi, ou trois grains par fois. Ce n'est qu'en portant ce remède à un semblable point, & quelquefois même plus haut, qu'il peut avoir quelque efficacité. Les forces, l'age, le tempérament & le degré de folie seront d'ailleurs la vraie boussole, qui dirigera la prudence du médecin, dans ces cas difficiles & délicats.

Le camphre est à l'égard des fous, dans le même cas que l'opium ; il paroît encore mériter la préférence, tant à cause de sa vertu calmante & narcotique, que par son odeur vive & pénétrante, dont l'action se porte promptement & immédiatement

---

(*) Le *laudanum liquide de sydenham*, est une composition dans laquelle entrent l'opium en substance, le saffran oriental, la canelle & les clous de girofle, que l'on met en digestion au bain-marie pendant trois jours, dans du vin d'Espagne.

Ce seroit une pedanterie que d'avoir fait cette note pour des médecins ; je suis bien éloigné de penser que ceux qui pratiquent la médecine, puissent ignorer quelle est la préparation de ce remède, & encore moins qu'ils ofissent en prescrire aucun sans le connoître ; mais comme je pourrois avoir d'autres lecteurs que des gens de l'art ; c'est pour ceux-là que j'ai jugé à propos d'en détailler la composition.

fur tout le fyftême nerveux ; & on ne doit pas mieux héfiter, pour celui-ci, que pour l'opium, d'en exceder les doses ordinaires, fi on veut obtenir des fuccès heureux : fouvent même il m'eft arrivé d'avoir combiné ces deux fubftances enfemble, & d'en avoir obtenu de bons effets. Qu'on ne croye pas cependant, que ces deux remèdes foient des fpécifiques dans la folie, quoiqu'ils aient paffé pour tels, ainfi que le faffran, le caftoreum & le mufc, auxquels on avoit gratuitement accordé une qualité inhérente & intrinfeque, capable de rétablir les défordres de la raifon & de l'imagination! Prétentions vaines, trompeufes & propres à féduire les praticiens trop crédules! Puifque fouvent il eft arrivé, que le même remède, qui avoit réuffi chez un fou, avoit augmenté la maladie chez un autre. L'opium, qui plus eft, paroît être de ce nombre; & le fentiment des praticiens eft même affez partagé fur fes effets dans ce cas. J'ai malheureufement fouvent obfervé, que l'opium, le camphre & beaucoup d'autres moyens n'avoient que peu d'empire fur cette maladie; & qu'après plufieurs effais de ce que le raifonnement étayé de l'expérience la mieux fuivie, pouvoit me fuggérer de plus analogue à la fituation des malheureux foumis à mes foins, je n'ai recueilli que le trifte fruit de les avoir inutilement tourmenté, & fouvent je me fuis apperçu, que je n'étois pas plus avancé qu'auparavant. Heureux encore, lorfque je n'avois pas aggravé leur état !

Je ne confeillerois pas non plus, d'avoir beaucoup de confiance en l'hellebore, quoiqu'il ait été regardé comme le feul & vrai fpécifique contre la folie, & qu'il foit certain qu'il ait quelquefois opéré des miracles. Hippocrate, à la vérité, en fait les

plus grands éloges ; mais auffi il ne le recommande qu'avec beaucoup de circonfpection ; après
avoir préparé le malade auparavant , & encore chez
des fujets forts & robuftes : les anciens n'en ont,
de même , ufé qu'avec la plus fage retenue. On a
cru que cette fubftance agiffoit fpécifiquement fur le
cerveau & fur les organes immédiats des fens ; les
vrais médecins feront facilement défabufés de cette
erreur ; l'eftomac & les inteftins font bien plutôt
ceux, fur lefquels il exerce immédiatement fon action ; & fon effet fur le cerveau ne peut être que
fécondaire , tel que feroit celui de tout autre émetique ou purgatif. On trouve , dans Pline le natu-
ralifte, que *Mélampe* guérit de la folie les filles du
roi Prœtus , avec l'hellebore : cela peut bien être
arrivé ; mais il faut être en garde fur tous ces
divers contes ; & d'ailleurs il y a long-tems qu'on
n'ajoute plus trop de croyance à nombre de ceux
qui font rapportés dans les œuvres de cet auteur
célèbre.

On a encore beaucoup préconifé les bains dans
le traitement de la folie, furtout ceux de rivière;
ou les bains froids domeftiques , lorfqu'on n'eft
pas à portée de les baigner dans une eau cou-
rante. L'eau froide verfée en manière de douche,
fur la tête des fous, après les avoir fait rafer ; la
glace appliquée fur cette partie , comme une ca-
lotte , font encore des moyens fort avantageux , &
qui ont quelques fois produit de très-bons effets :
je penfe même que ces fortes de fecours , eu égard
à leur utilité, ne doivent point être négligés , &
qu'il ne faut pas les confidérer comme tout à fait
indifférens. En général le froid n'eft pas abfolument
nuifible aux fous , puifqu'on obferve qu'ils le fup-
portent à un degré très-confidérable , & auquel nul

être raisonnable ne pourroit résister sans se plaindre. Les bains chauds peuvent aussi convenir dans cette maladie , mais seulement dans les tempéramens où la fibre est seche , roide & tendue , & surtout chez les mélancoliques. On réussit aussi quelquefois en leur versant de l'eau froide sur la tête en même tems qu'ils sont dans le bain chaud ; le saisissement occasionné par ce contraste subit & inatendu peut opérer une révolution dans le cours des liquides du cerveau & ramener en même tems une égalité uniforme dans leur circulation & conséquemment de la justesse dans les idées.

Lorsque la folie n'est pas invétérée, que le malade n'est pas d'une constitution délicate , ou sujet aux maux de nerfs ; il a souvent été utile de raser la tête , d'y faire des frictions avec une brosse un peu forte , ou simplement avec la main imprégnée de quelques essences aromatiques, spiritueuses & pénétrantes , telles que seroit *le baume de Vinceguere* (*) ; ou même encore d'y appliquer des vessicatoires, dont on entretiendroit la suppuration pendant quelque tems : on peut encore tenter, dans le même cas , une application de ventouses seches sur la même partie, & mettre ensuite des sang-sues sur l'élévation du cuir chevelu , produite par les ventouses.

C'est à quoi se bornent, à peu près , tous les moyens qu'on peut mettre en usage dans le traitement de la folie ; tirés la plûpart, des secours que fournissent l'art de la chirurgie & celui de la pharmacie , ils m'ont paru jusqu'à présent très-bornés , pour ne pas dire presque insuffisans,

---

(*) On trouve la composition de ce baume dans les élémens de pharmacie de Baumé Pag. 402 de la 2. édit.

fi on n'y en joignoit quelques-uns, que fuggèrent la gymnaftique, l'hygiène; & cette philofophie, *l'hygiène de l'ame*, qui feule doit avoir une plus grande influence fur l'efprit de ces malades, que tous les agens phyfiques employés jufqu'ici. Dans le nombre de ces différens moyens, un travail affidu, conftant & pénible (fi on pouvoit le mettre en pratique), des voyages & le changement de climat ou de fituation, ont fouvent fait plus de bien aux fous que tous les autres fecours, furtout à ceux dont l'imagination a été troublée par des actions trop vives. Les anciens médecins employoient fréquemment cette reffource; c'eft au praticien inftruit furtout des effets que produifent les caufes phyfiques, à choifir l'air & le climat qui peuvent convenir, fuivant la nature & le caractère de la folie, comme les plus propres à fa guérifon. En général les pays trop chauds ou trop humides, ou chauds & humides tout à la fois, fomenteroient plutôt cette maladie que de la détruire, puifqu'il eft d'expérience que les vents du midi affectent finguliérement la tête.

Partout, on a la coutume de tenir les fous enfermés dans des cachots, d'où on leur permet rarement de fortir. L'expérience me force à croire que cette méthode, quoique quelquefois abfolument, mais cependant plus rarement, néceffaire qu'on ne penfe, eft des plus contraires à leur guérifon. J'ai obfervé que, lorfqu'ils ne font pas extrêmement furieux (& il s'en faut de beaucoup qu'ils le foient tous & toujours), leurs accès font moins violens & moins fréquens, fi on leur fait prendre l'effort: on diroit que la liberté phyfique, dont on les fait jouir, en les mettant hors de leurs antres, leur rend en partie la liberté de l'ame ; l'imagination le calme & s'étend à proportion de l'étendue de l'atmosphère dans laquelle ils respirent ; la majesté de la nature les distrait, elle fait diversion à leurs idées extravagantes qui paroissent alors devenir moins fougueuses, acquérir plus de suite, plus de liaison, & on y découvre moins d'incohérence. Le calme à la vérité cesse, lorsqu'il faut les faire rentrer dans leurs réduits ; cet état de tranquillité disparoît, la confusion dans les idées recommence & les fureurs devenues plus violentes, feroient abandonner pour toujours cette pratique, si l'expérience ne prouvoit que tout cela n'est que momentané, & qu'en s'opiniâtrant, pour ainsi dire, à les sortir plusieurs fois de suite, on les voit peu à peu s'accoutumer à cette espèce de régime ; l'état de violence diminue insensiblement au point qu'ils montrent autant de tranquillité, quand on les fait rentrer dans leurs loges, qu'ils témoignoient de contentement lorsqu'on les en a sorti.

Je pense donc, qu'on doit les tenir fermés le moins que faire se pourra. Je sens que la chose paroîtra difficile au premier coup d'œil ; plusieurs la jugeront même impraticable. Mais, que ne devroit-on pas tenter pour guérir cette maladie, puisque la plupart des moyens qu'on emploit, sont presque reconnus insuffisans ! Et quand, par cette méthode, on ne parviendroit à débarasser qu'un seul des malheureux qui en est atteint ; croiroit-on ne pas avoir fait beaucoup ; & le mortel qui l'auroit rendu à sa raison, à ses parens, à la société, ne mériteroit-il pas, à juste titre, une couronne civique ! D'ailleurs la chose n'est pas si impossible qu'on l'imagineroit d'abord ; il suffiroit seulement d'avoir des gens doux, humains, complaisans, pour les sortir de leurs cachots. On les laisse-

roit en liberté dans un clos vaste , mais fermé par
des murs ; les gens préposés les accompagneroient
partout & les garderoient à vue : là , ces gardiens
leur laisseroient faire tout ce qu'ils voudroient , ils
veilleroient seulement à ce qu'ils ne pussent s'échapper , attenter à leur vie , ni à celle de personne. On les laisseroit ainsi errer à leur volonté,
pendant deux heures ou pendant l'intervalle d'un
repas à l'autre , & on ne les feroit rentrer que
pour prendre leur nourriture. On tenteroit d'abord
cette promenade une fois, & ensuite deux fois dans
le jour , suivant la nature de la folie , & d'après
le jugement qu'en porteroit le médecin. Mais , je
ne saurois assez le répéter , il ne faut se servir pour
cet objet , que de personnes douées de la plus grande
douceur , cependant fortes & robustes , afin de se
garantir de leur malice , de leurs ruses , de leurs
violences , & ne jamais employer le plus petit
maltraitementt , sans quoi on perdroit , dans un
instant , tout le fruit qu'on auroit pu recueillir par
les épreuves réitérées de cette pratique bienfaisante ;
outre d'ailleurs , que les fous prendroient , à coup
sûr , des travers contre les surveillans , & verroient
difficilement ceux qui les auroient une fois mal-
traités. Je suis intimément persuadé que , ce moyen,
le seul peut-être qui fût propre à ramener la
raison égarée des fous , certainement les soulage-
roit ; & s'il ne remplissoit pas le but qu'on a lieu
d'en attendre , je suis au moins assuré qu'il ne leur
sera aucunement nuisible & n'aggravera pas leur
état. D'ailleurs, puisqu'on a observé que le changement d'air, de climat, est si favorable aux personnes attaquées de folie , le passage de leur cachot à un clos ouvert & spacieux devra leur procurer un effet à-peu-près pareil, & peut-être encore

plus fenfible ; là elles pourront aller & venir, elles y trouveront la facilité de fe mouvoir & de fe promener tout à leur aife ; & l'agitation même qui pourroit réfulter de leur folie, tiendra lieu, fans qu'elles s'en doutent, d'un exercice qui ne peut que leur être très-falutaire.

Je viens de propofer, fur un point du traîtement de la folie, des idées qui paroîtront, peut-être, un paradoxe à plufieurs de mes lecteurs ; mais lorfque l'expérience vient à l'appui d'une méthode qui s'écarte des routines ordinaires ; qu'importe qu'elle foit paradoxale ou non ?

Perfonne n'ignore l'influence qu'a fur nous la mufique ; combien elle contribue à diffiper l'ennui, à chaffer les affections les plus fombres de l'ame, à adoucir les mœurs & à exciter, dans nos cœurs, des mouvemens qui fe font appercevoir dans toute l'habitude du corps. *Chiron*, cet habile médecin, furnommé *le centaure*, n'employa pas d'autre moyen que la mufique, pour fléchir le naturel féroce d'Achille fon élève ; & la fureur de Saul s'appaifoit par les fons harmonieux de la harpe que touchoit David. Ne pourroit-on donc pas auffi l'employer, comme un moyen auxiliaire, au foulagement des fous ; d'autant mieux qu'on a quelquefois obfervé que, fi le hazard leur faifoit entendre des chants ou le fon de quelques inftrumens de mufique, ils caufoient fur leurs fens, une telle impreffion qu'elle les tiroit de leur fureur, en les ramenant infenfiblement à un état de calme & d'hilarité, au-deffus de toute efpérance ? Quel inconvénient y auroit-il donc de procurer, de tems en tems, ce fecours, au moins à ceux qui font furieux, ou qui paroîtroient y prendre goût ? Monfieur *Balbot*, médecin à Chalons-fur-Marne, dit avoir fait revenir d'un violent accès

de

de folie , un malade que les bras de cinq à six hommes vigoureux pouvoient à peine contenir. Ce médecin savoit, par les liaisons particulières qu'il avoit eues avec ce malade pendant long-tems , qu'il aimoit à chanter & à entendre chanter ; il fit venir des musiciens, qui , pendant près d'une heure, exécuterent sur le violon quelques-uns des airs qu'il aimoit ; le malade prêtant toute son attention , tant que dura cette douce harmonie , marioit même sa voix au son des instrumens ; une douce sérénité se peignit par degrés sur son visage, & prit la place de la fureur dont tous ses muscles étoient agités. Ce malheureux , après l'administration de ce moyen, qui , depuis huit jours, avoit été entiérement privé de l'usage de sa raison , demanda son épouse & eut avec elle , en présence du médecin , une conversation suivie sur l'état actuel de ses affaires domestiques (*). De mauvais plaisans ne manqueront pas , sans doute , de rire de ce nouveau remède à la folie, & de l'établissement soupçonné d'une salle de concert , dans un hôpital de fous. Mais , je le répete , que peuvent des plaisanteries , contre la satisfaction qui s'ensuivroit de pouvoir soustraire un homme à cette affligeante maladie , & surtout contre celle d'avoir trouvé un moyen de guérir , peut-être , celui qui a la folie d'en rire ?

Le régime de vivre , chez les fous, est un point fort essentiel pour leur traîtement ; la moindre erreur que l'on commette dans cette partie, devient d'une très-grande conséquence (& on doit avoir le courage d'avouer qu'il s'en commet beaucoup

------

(*) Dissertation sur le pouvoir de l'imagination des femmes enceintes.

dans les hôpitaux deſtinés à cette maladie) ; leur indocilité fréquente, à la vérité, & difficile quelquefois à ſurmonter, pour prendre la nourriture qu'on leur donne, & ſurtout aux heures déſignées, ramene ſouvent & en peu de tems, les accidens, au moment que les malades paroiſſoient être mieux. Les alimens groſſiers & de difficile digeſtion, ceux dont il ne peut réſulter qu'un chyle épais & viſqueux, ne leur conviennent point du tout, & augmentent, à la ſuite du tems, ſinguliérement la maladie. Les végétaux bien choiſis, & un peu mieux apprêtés qu'ils ne le ſont communément dans ces ſortes de maiſons, feroient ceux qu'on devroit choiſir de préférence ; ces alimens ſont plus propres à calmer la fougue des humeurs ; ils ne ſont pas auſſi nourriſſans que les ſubſtances animales, & peuvent, par ce moyen, prévenir l'engorgement des vaiſſeaux ſanguins & lymphatiques dans les différens viſcères du corps, & ſurtout dans le cerveau. Quoiqu'il ſoit certain que les fous, dans les premiers mois de leur maladie, & après avoir demeuré enfermés pendant quelque tems, maigriſſent d'abord beaucoup, ſoit à raiſon des remèdes évacuans qu'on leur preſcrit, ſoit même qu'on ne leur en preſcrive aucun ; & que cet effet ſoit peut-être dû à un retour de ſenſibilité ſur leur captivité ; cependant j'ai obſervé, qu'au bout d'un certain tems, ils prenoient de l'embonpoint ; le coloris de leur teint devient meilleur, & on eſt étonné de leur voir un air de ſanté, que l'on n'auroit pas oſé préſumer, d'après la connoiſſance de leur maladie, & du régime qu'on les contraint d'obſerver.

Je penſe que les fous ne devroient faire que trois repas dans le jour, en les diſtribuant même, à des intervalles aſſez proportionnés entr'eux, pour que la digeſtion d'un repas ne fut pas troublée par celui qui doit ſuccéder. La déperdition, en géné-ral, n'eſt pas bien conſidérable chez eux ; le défaut de mouvement, & le tiſſu de leur peau, preſque toujours ſec & aride, ſont des cauſes de la grande diminution de leur tranſpiration inſenſible ; ils ont conſéquemment moins beſoin d'une réparation abon-dante. Cependant, une diete trop ſévère leur ſe-roit nuiſible ; l'expérience a prouvé que les longs jeûnes empêchoient de dormir, troubloient la rai-ſon, & avoient eux ſeuls cauſé la folie. Si on vou-loit leur faire faire abſolument quatre repas dans le jour ; on pourroit leur donner du fruit, à celui qu'ils prendroient entre le diner & le ſouper ; ils l'aiment tous avec paſſion & le mangent avec vo-racité : il ſemble que le déſir ardent, qu'ils en ont, leur eſt ſuggeré par les effets bienfaiſans que la na-ture a attachés à leur uſage.

Quant à la boiſſon des fous, tout paroît indi-quer, que celle du vin pur doit leur être abſolument interdite, de même que celle des liqueurs ſpiri-tueuſes ; & quoiqu'on ait remarqué qu'ils ſont or-dinairement paſſionnés pour l'un & pour l'autre ; il n'eſt pas néceſſaire de s'épuiſer en raiſons pour faire ſentir combien cet uſage leur ſeroit nuiſible, ſur-tout à ceux qui ſont furieux ; & combien celui de l'eau pure, ou de l'hydromel, ſeroit ſans doute, le plus approprié à leur état: cependant on pourroit leur permettre un tiers de vin ſur deux tiers d'eau, pour boiſſon ordinaire dans leurs repas, ſoit à cauſe des forces & ſurtout des digeſtives, qu'il con-vient de ſoutenir, ſoit auſſi, pour accorder quel-que choſe, autant à l'habitude qu'au gout qu'ils démontrent, pour cette liqueur reſtaurante. Au reſte c'eſt à la prudence du médecin qui les ſoigne à varier, & à déterminer ce qu'il faut permettre aux uns & défendre aux autres ; des règles générales, sur cet objet, seroient ridicules & peut-être impraticables : tant de cas différens & de circonstances diverses assujettissent, si souvent le praticien, dans cette partie de l'art de guérir, qu'il est impossible d'en statuer aucune qui puisse satisfaire à tout.

Quoique l'expérience & le raisonnement prouvent que le vin, en général, ne convienne pas aux fous ; cependant l'un & l'autre font aussi voir que son usage est très-salutaire à ceux qui, par la suite, sont tombés dans l'imbécillité ; à ceux qui sont profondément mélancoliques, ou qui ont une folie triste & languissante. Le défaut de ton dans tous les solides, & la torpeur dans laquelle croupissent les liquides de ces individus, ont besoin d'un stimulus qui reveille les uns, & donne du mouvement aux autres. Et, quoi de plus propre, pour remplir ces deux buts, que cette liqueur, tout à la fois énergique & restaurante, seule capable de porter une hilarité bienfaisante, & nécessaire dans l'ame de ces sortes de fous ?

Ce seroit, sans doute ici, le lieu de dire qu'il conviendroit que tous les hôpitaux, & mieux encore ceux destinés aux fous fussent toujours, autant qu'il seroit possible, situés hors des villes ; de manière qu'on pût se procurer & joindre au corps du bâtiment, un clos vaste & entouré de murs, dans lequel on pourroit les faire sortir & promener, comme je l'indiquerai ci-après. L'air, que respireroient les fous, dans un hôpital dont la situation & l'emplacement seroient tels, auroit plus de salubrité, & on pourroit y bâtir, avec plus de commodité, tout ce qui seroit nécessaire au service de ces malades. Il n'est pas moins es-

sentiel, de parler auffi de la conftruction vicieule
de la plupart des loges où ils font renfermés; des
foins journaliers qu'on devroit leur donner, dans
ces réduits, qui font fouvent reculer d'horreur,
l'homme de l'humanité la plus courageufe; du befoin qu'ils ont du renouvellement de l'air, & de
la propreté dans laquelle il eft effentiel qu'ils
foient tenus. Tous ces différens objet, font fans
doute, partie du traitement de cette maladie, ils
y font tous néceffairement liés; & comme bien
fouvent il n'eft pas poffible d'en établir un autre,
ni même de faire aucune efpèce de bien décifif,
par les méthodes ordinaires; il convient au moins
d'employer celui-là, comme tenant à des fecours qui,
fans les tourmenter, fans même qu'ils s'en doutent, influeront beaucoup fur leur vie, s'ils ne
guériffent pas abfolument leur maladie.

Les conftructeurs de ces fortes d'édifices, devroient
prendre l'avis des médecins, pour déterminer l'emplacement des cachots où l'on renferme les fous,
pour en diriger l'expofition à l'un, plutôt qu'à l'autre, des quatre points cardinaux, & pour y prati-
quer de petites aifances, relatives à leur état. La
falubrité de ces cafes eft fouvent facrifiée à des
circonftances, & à des égards auxquels il eft honteux d'adhérer; fouvent même l'architecte, voulant
briller dans fon art, fait plus pour fa réputation,
que pour le vrai but de ces établiffemens & le
bien être des malheureux qui doivent les habiter.
On les relegue ordinairement, dans un coin du bâtiment, parce que communément on les confidere
comme des rebuts de la fociété, ou comme abfolument perdus pour elle; cependant il eft certain
que, plus leur état eft digne de compaffion, plus on
doit auffi chercher à l'adoucir; il ne leur faut

pas, à la vérité, des palais ; mais il leur faut au moins une habitation bien aérée, à l'abri sur-tout du froid & de l'humidité, & dont il soit aisé d'écarter les mauvaises odeurs, autant que faire se pourra. Il me semble que, si les cachots qu'on leur destine, reposoient sur des arcades assez élevées, ils seroient, sans contredit, construits de la manière la plus salubre & en même tems la plus sûre, pour s'opposer à leur fuite ; & lors même qu'ils par-viendroient à en percer les voutes, leur hauteur seroit toujours un obstacle, qui les empêcheroit peut-être de s'évader, par la crainte qu'ils auroient de se tuer.

Quoique la plûpart des fous vivent dans une mal-propreté affreuse, & qu'elle soit un symptôme particulier, souvent du plus mauvais augure dans cette maladie, il seroit très-avantageux de prati-quer des lieux d'aisance dans leurs loges ; & quand même elles pourroient devenir inutiles à quelques-uns, puisqu'il y en a, qui ne se servent, ou ne veulent jamais se servir des vases qu'on leur donne, pour rendre leurs excrémens ; il pourroit bien arriver, qu'en les leur indiquant, ou qu'en les contraignant d'y aller, ou peut-être aussi, que la vue seule de ces commodités, en les y détermi-nant, leur en feroit insensiblement contracter l'habi-tude pour toujours ; & d'autant plus aisément qu'il est d'expérience, qu'un objet quelconque, qui vient à frapper leurs sens, les décide souvent pour telle action, plutôt que pour telle autre. Il est honteux d'être obligé d'avouer, qu'en général on s'est trop peu occupé des hôpitaux, qui sont uniquement destinés pour les fous. C'est un crime de lése-hu-manité, dont je rougis pour les personnes de l'art: sans doute elles n'ont jamais eu le courage d'en

faire fentir la bienfaifante néceffité ; & je veux bien
croire, que le préjugé de leur incurabilité a peut-
être été la caufe de cette cruelle infouciance , &
a beaucoup influé fur l'efpèce d'abandon, auquel
font reduits ces êtres privés de la raifon ; tandis
que dans ces derniers tems, & dans plufieurs pays,
on a heureufement pourvû au mieux-être , à la
fûreté & à la falubrité des malfaiteurs & des criminels renfermés dans les prifons. A dieu ne plaife,
que je prétende par-là reprocher cette préférence,
aux nations , dont les foins vigilans & charitables
fe font étendus fur cette claffe d'infortunés ! Ils
méritent fans contredit auffi , à titre d'hommes &
d'hommes furtout égarés par les paffions & les vi-
ces , l'attention la plus compatiffante de la part
des gouvernemens ; mais il fembleroit au moins,
que les fous , plus à plaindre que les criminels,
feroient dans le cas d'exiger auffi des attentions plus
recherchées. Les loix , en jugeant ces derniers,
ou leur rendent la liberté & la vie; ou s'ils font
trouvé coupables ; alors armées du glaive de la
juftice , elles leur ôtent l'une & l'autre , & les dé-
livrent ainfi de tous maux : au lieu que la médecine, ne pouvant le plus fouvent, donner aux infenfés , ni la liberté ni la guérifon , ils font prefque
condamnés, pour toujours, à traîner une vie des plus
malheureufes. D'après ces réflexions, ne doit-on pas
être bien furpris, que ce fenfible & généreux Anglois, *John Howard* , qui eft entré dans tous les
hôpitaux, qui a vifité prefque toutes les prifons de
l'Europe , qui en a publié ce qu'il y a trouvé
de bon & de mauvais, qui a montré des intentions fi louables & communiqué des idées fi juftes,
relativement à cet objet , dans fon ouvrage intéref-
fant, n'ait cependant rien dit fur les maifons éta-

blies pour les fous? Ah! ce n'eſt ſans doute qu'un oubli de la part de cet ami tendre & bienfaiſant de l'humanité; on ne peut pas, ſans lui faire tort, préſumer qu'un homme, dont la loyauté eſt ſi bien peinte dans ſon écrit, eût négligé de pro-poſer auſſi ſes vues, ſur les établiſſemens pour les fous; certainement il s'en ſeroit occupé, ſi la mort, qui auroit encore dû reſpecter ſes jours, n'en eût tranché le fil trop tôt.

L'électricité, qu'on a appliqué à la médecine, avec aſſez de ſuccès, dans pluſieurs maladies, ſe-roit encore un moyen à employer dans le traîte-ment de la folie; je ne crois pas même, qu'on l'ait jamais miſe en pratique chez les fous. Mon-ſieur *Mauduit* docteur - régent de la faculté de médecine de Paris, qui a ſoumis beaucoup de malades à ce traîtement, qui a tenu & donné des regiſtres fort exacts de tous les réſultats qu'il en a obtenus, ne cite pas une ſeule expérience faite ſur des inſenſés. Il ne paroît pas non plus, que les Anglois, qui ſe ſont ſervi de l'électricité, beau-coup plus heureuſement que les autres nations dans différentes maladies, aient, d'après le rapport que fait Monſieur *Mauduit* de leurs ouvrages & des guériſons qu'ils ont obtenues, eſſayé d'électri-ſer aucun malade atteint de folie. Ce ſeroit cependant une tentative à faire dans une maladie, où l'on a ſi peu réuſſi, par les moyens mis en uſage juſqu'à préſent. Que riſqueroit-on de tenter ces expériences? on n'expoſeroit pas ces malades, à un plus grand danger, que ceux à qui on admi-niſtre, pour la première fois, un remède nouveau, & qui n'eſt encore étayé d'aucune obſervation. Il eſt cruel, j'en conviens, d'expoſer un malade à un genre de reméde, qui pourroit augmenter ſon mal; il

ſemble

semble même, que l'humanité se refuse à ces sortes d'essais; mais, si on fait attention que la médecine n'a pû faire, & n'a effectivement fait des
progrès, que, d'après de semblables expériences répétées, on ne sera plus surpris, si je propose de
tenter l'électricité sur les fous. Au reste, lorsqu'on
a soumis, pour la première fois, à ce remède, des
malades attaqués de différens maux, on n'étoit
pas assuré s'ils en seroient soulagés, si l'augmen-
tation de ces mêmes maux s'ensuivroit, eu enfin,
si ce secours ne produisant ni bien ni mal, ainsi
que cela est arrivé plusieurs fois, ne seroit pas placé,
quant à eux, dans le nombre des remèdes indifférens.

Outre quantité de maladies, contre lesquelles l'é-
lectricité a été employée, on l'a encore tenté sur des
personnes attaquées de maux de nerfs & de convulsions; on y a même exposé des épileptiques;
& sans doute s'il y avoit lieu de présumer, que
l'électricité ne dût pas convenir dans quelques maladies, c'étoit certainement dans celles-là, d'après
leur nature & les effets connus de l'électricité: cependant, il existe plusieurs observations d'épileptiques, de maux de nerfs & de convulsions, qui
ont été soulagés, & même guéris par elle. Je sens
que les fous sont une espèce de malades, surtout
les furieux & les méchans, dont il seroit difficile
de jouir, pour les soumettre au traitement électrique; je suis d'accord, que le caractère de leur maladie apporteroit même beaucoup d'obstacles à les
placer convenablement, & à les isoler; on seroit
souvent obligé d'user de force & de rigueur; &
cette manière d'agir, toute contraire à mes principes, répugne d'ailleurs à ma façon de penser;
mais, si cependant c'étoit-là le spécifique de la folie, il faudroit bien passer outre, & se départir

de ma méthode. Je ne suis pas, au reste, si attaché à mes idées, que je ne sois prêt à les abandonner promptement, dès qu'on m'en propose de meilleures, surtout lorsqu'il s'agit de guérir des êtres aussi infortunés que les fous.

L'électricité a été favorable à ceux qui sont restés dans un engourdissement & dans une espèce de stupeur, à la suite des attaques d'apoplexie & de paralysie. En suivant donc la voie de l'analogie, on y soumettra d'abord les fous qui ne sont que mélancoliques, ou qui, d'après une folie aigue & furieuse, sont tombés dans l'imbécillité & dans une sorte d'hébétude. La cause de ces différens états, qui paroît avoir son siége dans le cerveau, est peut-être la même, ou peut-être, a produit le même effet ; & alors tout indiqueroit le même remède. Qui sait, si l'électricité donnée d'abord par bains, ensuite par étincelles, & enfin par des commotions, ne causeroit pas une secousse à cet organe, capable de détruire l'obstacle qui tient la raison & les sens enchaînés ? Pourquoi ce remède, répété à des intervalles que le médecin observateur régleroit, & qu'il feroit exécuter sous ses yeux, ne rétabliroit-il pas, au bout d'un certain tems, le cours du fluide nerveux, dont la déviation entraîne peut-être celle du bon sens ? Pourquoi enfin, au lieu de soumettre les fous à l'électricité positive, ne tenteroit-on pas de les soumettre à l'électricité négative, qui, des deux, paroîtroit être la plus convenable & la plus appropriée à cet état de véhémence & d'imagination exaltée ? Sans doute, il pourroit se faire qu'en soustrayant du corps de ces malades, le feu électrique surabondant, & tâtonant ainsi, par des expériences réitérées, pour déterminer la quantité qu'il convien-

droit de leur en laiffer , afin de rétablir l'équili-
bre , on parviendroit à ramener , chez eux , les opérations de l'ame à leur jufte proportion & à leur
état naturel. Au refte , je ne propofe ici que des
conjectures ; on doit les confidérer comme jetées
au hafard ; il refte à les faire paffer au creufet de
l'expérience & de l'obfervation, feuls guides, d'a-
près lefquels on puiffe compter : elles font cependant de nature à engager les phyficiens , à examiner , fi on doit abfolument les reléguer dans le
pays des chimères , ou les placer dans la claffe
des probabilités , afin de fixer l'opinion de la médecine , fur ce point de pratique.

Tel eft, à peu près , tout le traîtement , qu'à mon
avis , on doive employer contre cette cruelle maladie , qu'on appelle *folie* : parmi toutes les différentes parties de ce traîtement , je le répéte , le régime de vivre eft furtout une des plus effentielles ;
il n'eft pas difficile de fentir, quel pouvoir il exerce
fur l'efprit & le corps , & que , d'accord avec le
peu de remèdes que je crois néceffaires à fa guérifon , il fera d'autant plus aifé d'y parvenir, que la
philofophie , cette fœur de la médecine , fera toujours la principale bouffole du médecin , qui fe char-
gera de donner fes foins à ceux qui en font atteints.

J'ai déjà prouvé , par plufieurs obfervations,
*dans ma traduction de l'Effai Météorologique de
l'Abbé Toaldo* , imprimée en 1784 , combien la
lune avoit d'influence fur un grand nombre des
maladies du corps humain ; le fyftême de ce célèbre obfervateur , & dont en général , on ne paroît plus douter , étayé d'une infinité de remar-
ques phyfiques & aftronomiques , s'il n'eft pas la
vérité même , en approche du moins affez , pour
fervir de bafe & de principe à ceux qui voudront

84

s'adonner à l'étude de la Météorologie, & en faire
une application utile à la science de la médecine.
Si donc, la lune influe sur les maladies qui nous
attaquent ; la folie seroit-elle une de celles, sur
laquelle cette planete exerceroit aussi son influence ?

Cette question, dont la résolution tient, plus
qu'on ne croit, au traitement de cette maladie,
mérite d'être examinée avec beaucoup d'attention,
& surtout avec l'esprit dépouillé de toute prévention. Des observations faites avec beaucoup d'exactitude, & répétées particuliérement au tems précis
de chacun des différens points lunaires, sont les
seuls & vrais moyens, capables de résoudre ce pro-
blême médical. Depuis plus de quatre ans, je suis
médecin de l'hôpital des fous : curieux de découvrir, s'ils étoient également soumis au pouvoir lunaire, je profitai, pour y parvenir, de toutes
les ressources que m'offroit le rassemblement de
ces malheureux, dans un semblable asile ; je tins
donc, dès-lors, un journal de dix fous seulement,
que j'ai assidument vû & visité sans aucune inter-
ruption, *à chaque nouvelle lune, à chaque premier
quartier, à chaque pleine-lune & à chaque dernier
quartier* : je m'en suis seulement tenu à ces quatre
points principaux ; je n'ai pas même étendu mes
recherches, jusqu'aux *apogees* & aux *périgées* de cette
planete, à moins que la circonstance astronomique
ne fît concourir, tout à la fois, l'un ou l'autre
de ces deux points ; ou, à peu près, avec les quatre premiers qui étoient l'objet & le but principal
de mes observations. Je n'ai pas cru non plus nécessaire, d'observer l'influence que pouvoit avoir
la lune, aux tems de ses *équinoxes ascendant &
descendant* : il m'a paru que, si je parvenois à recueillir un assez bon nombre d'observations sur

les quatre points ordinaires, indiqués ci-deſſus, elles deviendroient alors, des données sûres, poſitives & aſſez ſuffiſantes pour décider la queſtion.

Or, d'après les obſervations rédigées ſur mon journal, il eſt très-certain & très-prouvé, que la folie eſt une maladie, ſur laquelle la lune exerce une influence conſtante & réelle. Les *nouvelles-lunes* & les *derniers quartiers* ſont, de tous les points lunaires, ceux qui influent le plus fréquemment & le plus puiſſamment ; &, ſuivant le ſyſtême de Monſieur l'Abbé Toaldo, j'appelle ces points *affirmatifs* ; ceux qui ont une influence lunaire, moindre, ſont déſignés par le nom de *négatifs* (*). Lorſqu'avec l'un ou l'autre de ces deux points, il s'y joint encore *le périgée* ou *l'apogée* de cette planete, alors ce concours opère une influence plus marquée, plus décidée, & plus encore, lorſque c'eſt le périgée qui concourt avec la nouvelle-lune ou avec le dernier quartier ; & ſans doute, parce qu'alors la lune ſe trouve plus proche de la terre, que dans toute autre poſition ; le concours de l'apogée n'ayant pas une action auſſi ſenſible. Les *premiers quartiers* & les *pleines-lunes* ſont les points que j'ai obſervé avoir une moindre influence ſur le renouvellement des accès de folie ; & je puis aſſurer que, le plus ſouvent celle qu'ils éprouvoient, étoit, ſi je puis m'exprimer ainſi, une influence négative ; c'eſt-à-dire que les fous, à ces époques,

_____

(*) Pour ſe mettre parfaitement au fait des divers points lunaires, on peut conſulter les articles 2. 3. 4. 5. & 6. ſeconde partie de la traduction de l'Eſſai Météorologique de Monſieur l'Abbé Toaldo. On verra dans cet ouvrage, que les nouvelles-lunes ſurtout, quand elles concourent avec le perigée, ont déjà été obſervées, comme les points les plus affirmatifs, ou les points les plus changeans, c'eſt-à-dire ceux qui influent le plus.

étoient moins fous , plus tranquilles , & raifon-
noient , à peu de chofe près , comme s'ils n'avoient
pas eu l'efprit aliéné : ces points font donc négatifs , par rapport à ceux dont on a parlé ci-
deffus.

Cependant , je dois faire remarquer que toutes les
efpèces de folie ne font pas également fufceptibles
de l'influence des points lunaires; il y en a fur
lefquelles cette influence eft beaucoup plus imprimée , a plus de force & d'empire ; c'eft encore
une obfervation que j'ai vérifiée & conftatée plufieurs fois. Parmi les fous , qui ont fait & font
encore la matière de mon journal , plufieurs font
abfolument incurables; les autres que je ne regar-
dois point comme tels , j'ai eu la fatisfaction de
les guérir ; mais ce qu'il y a de fingulier , c'eft
que ceux qui étoient encore fufceptibles de guérifon , comme ceux qui ont été guéris , font précifément ceux , fur qui les deux points lunaires les
plus influents , ont eu le plus d'action pendant tout
le tems de leur maladie. Une jeune fille entr'autres,
la même , dont j'ai parlé dans ma quatrième
obfervation , devenue folle , parce que celui , qu'elle
étoit fur le point d'époufer , fe maria avec un
autre , m'a fourni une obfervation bien fuivie &
bien circonftanciée de ce que je viens d'avancer.
Cette fille eft guérie , quoiqu'elle ait été pendant
environ onze mois dans des fureurs inouies , &
pour ainfi dire, au point le plus extrême de folie;
& fi elle en a parcouru tous les degrés , jamais
folie n'a peut-être donné des marques auffi frap-
pantes & auffi caractérifées, de l'influence des points
lunaires que celle-là. De ces dix fous , il y en
a qui font furieux , feulement par périodes
& fans ceffer cependant d'être conftamment aliénés:

quelques-uns font tombés dans une telle imbécillité & dans une stupidité si complette, qu'ils approchent de la brute ; & d'autres qui extravaguent continuellement, mais fans fureur, fans aucune malice, fans prefque jamais manifefter aucun deffein de nuire, & qui n'infpirent que de la pitié. Il eft certain, que de ces trois catégories de fous, ceux qui font furieux, font beaucoup plus fufceptibles de l'influence des points lunaires que les autres ; peut-être aufli, cette influence eft elle plus fenfible chez eux, parce que la folie étant à fon apogée, les fonctions du cerveau font plus exaltées, & s'exécutent avec une rapidité fi grande, qu'alors toutes les idées fe confondent, fe brouillent & deviennent un cahos épouvantable. Que fi la folie ancienne, ou la folie incurable, n'éprouve pas une aufli grande influence de la lune, que la récente, ou que celle dont on peut guérir, c'eft fans doute parce que la caufe de la première, a jeté de fi profondes racines qu'elle fe trouve hors de la portée des fecours de la médecine, & que l'effet étant plus inhérent, c'eft-à-dire, le vice des organes affectés, plus invétéré, il échappe, en quelque manière, à l'impreffion lunaire, & ne fe manifefte réellement, qu'à l'œil de l'obfervateur attentif, ou de celui, qui ne s'eft point laiffé féduire aux pareffeufes & faciles illufions de la prévention contre le fyftême : je dis *pareffeufes illufions de la prévention* ; car la prévention eft un vrai empirifme moral, c'eft à-dire, une détermination de nos actions, fondée fur la coutume & l'exemple : on fait ce qu'on a toujours fait, ou ce qu'on voit faire, cela favorife cette pareffe naturelle, qui paroît être dans l'ame, ce que l'inertie eft dans le corps, & on fe difpenfe alors, d'une des chofes qui coutent le plus, *de la peine de raifonner.*

Le premier quartier de la lune est, après les deux points lunaires dont je viens de parler, c'est-à-dire les nouvelles lunes & les derniers quartiers, celui qui a le plus d'influence sur les fous qui sont furieux, & sur ceux qui sont incurables : il résulte donc, que la pleine lune est des quatre points, le moins influent. J'ai encore observé une différence, entre l'influence que cette planete exerce sur les folies simplement, gaies & sur les folies simplement tristes & mélancoliques, c'est-à-dire, qui ne sont, ni l'une ni l'autre, accompagnées d'aucune malice, d'aucun acte de colère, & qui parcourent leur tems d'une marche, à-peu-près, toujours uniforme.

Au reste, toutes mes observations relatives à l'influence de la lune sur la folie, ont toujours été faites le jour précis de chaque point lunaire ; cette exactitude m'a mis à portée d'observer constamment, une majeure influence ce jour là, que dans les jours intermédiaires ; elle s'annonçoit même déjà, la veille du jour auquel tomboit le point lunaire, & se faisoit encore sentir, assez fortement, le lendemain de ce même jour. Pour mieux appercevoir encore cette différence, j'ai aussi visité mes fous, dans les jours qui s'écouloient d'un point lunaire à un autre ; & c'est en comparant ainsi les jours de la non influence, avec ceux où elle exerçoit son action, que je suis parvenu à découvrir & à m'assurer d'une différence aussi sensible.

L'hôpital des fous confiés à mes soins, m'a encore fourni l'occasion singulière, d'en observer un, qui étoit en même tems épileptique, & sur lequel la lune exerçoit aussi son influence, quant aux accès épileptiques dont il étoit assailli : sa folie triste, sombre & absolument mélancolique, étoit une simple aliénation d'esprit, qui avoit même des in-
termitences

termitences affez longues ; mais ce qu'il y avoit de plus malheureux pour cet individu, réellement digne de la plus grande compaffion, c'eft qu'il éprouvoit tout à la fois, quant à fa folie, l'influence des points lunaires affirmatifs ; & de plus encore celle des points lunaires négatifs, quant aux attaques d'épilepfie ; je veux dire, l'influence des points lunaires qui, d'après l'obfervation, font ceux qui influent le moins : de manière qu'il paroiffoit un être privilégié, pour fubir doublement l'empire de la lune, & dont l'affreufe exiftence n'étoit qu'une fucceffion continuelle d'affauts, contre la plus belle portion de fon organifation. Cette obfervation feule & particulière ne peut pas, à la vérité, prouver beaucoup, mais cependant elle n'en eft pas moins exacte & vraie en tout point ; & fi on pouvoit parvenir à en réunir plufieurs de la même efpèce, elles formeroien' une loi conftante & générale, qui ajouteroit encore, à la vérité du fyftême de l'abbé Toaldo.

La pofition du lieu, où j'ai fait mes obfervations, relativement à l'influence lunaire fur les fous, peut encore fervir à la confirmer de plus en plus. Il eft prouvé que cette influence eft infiniment plus fenfible, dans les pays voifins de la mer, que dans ceux qui en font à une certaine diftance ; il faut donc qu'elle ait un degré de force bien confidérable, pour fe montrer, avec autant d'énergie, dans le notre qui en eft fort éloigné. On voit dans *le tom. 2. de l'électricité du corps humain par Monfieur l'abbé Bertholon*, un journal, donné par le même auteur, d'un maniaque dont les accès périodiques s'accordoient, dit-il, avec un ordre admirable, à certains tems de la lune, & dont il réfuite que ces accès affectoient principalement , les nouvelles lunes.

S'il avoit été possible de faire imprimer à la suite de cet ouvrage , le journal que j'ai tenu sur la folie (*) , on verroit , par les différentes conversations , que j'ai eues avec mes fous , & par les propos variés qu'ils m'ont tenus , dans les nombreuses visites que je leur ai faites , de quelle force étoit l'influence lunaire , & combien il seroit difficile de la méconnoître , dans tout ce qui les concernoit : les incrédules ne pourroient se refuser à un effet aussi sensible ; les plaisans , qui tournent tout en ridicule , seroient contraints d'abandonner cette arme , parce que , d'ailleurs , ridiculiser n'est pas répondre ; & les gens de bonne foi conviendroient de la réalité de la chose , après l'avoir observée attentivement , fréquemment & sans aucune prévention. Et , qu'on n'aille pas s'imaginer que ce soit par une vertu secrete que s'opère cette influence ! Nous ne sommes plus , dans les siécles des qualités occultes , & où tout ce qu'on ne comprenoit pas , s'expliquoit par des vertus sympathiques , ou par celles du hazard ; c'est par un effet purement physique , dont on peut en voir la théorie , dans la traduction ci-dessus citée ; elle ne sera secrete que pour les ignorans qui

---

(*) Outre que l'impression de tout ce journal , auroit rendu l'ouvrage trop volumineux , j'ai craint que la lecture n'en devint , sinon ennuyeuse , au moins indifférente à la plûpart des lecteurs , par les répétitions fréquentes qui doivent nécessairement s'y rencontrer ; par des propos que j'ai recueillis fidélement , capables d'offenser la délicatesse & l'honnéteté des lecteurs , & par des conversations conservées dans leur entier , qui , vû la liberté dont elles sont le plus souvent accompagnées , ne peuvent être confiées à la publicité typographique , sans blesser , à la fois , plusieurs citoyens , & sans compromettre , par-là , évidemment la probité du médecin qui soigne ces sortes de malades ; circonstance qui doit être sacrée pour lui.

ne veulent pas remonter aux caufes; qui ne peuvent en concevoir l'enchaînement & le rapport, ou qui fe refufent à l'évidence & à la clarté de leur action. Enfin, ceux qui ne voudroient pas croire à l'influence des points lunaires, fur les fous; je les cite, & les appele en perfonne par-devant eux, & dans leurs cachots. Qu'ils les fuivent; qu'ils les obfervent, pendant les phafes de cette planete; & je réponds qu'ils feront pleinement convaincus?

Ici, fe préfente une queftion délicate, qui me femble appartenir, autant à la médecine qu'à la morale, & qui cependant n'a peut-être jamais été examinée, ni par les moraliftes, ni par les médecins; il eft même fort douteux, que les auteurs, qui ont écrit fur la médecine medico-légale, en aient fait mention dans leurs ouvrages; ou s'ils en ont parlé, qu'ils l'aient envifagée, fous les deux points de vue, fous lefquels on doit la confidérer. Je me garderai bien de l'approfondir, dans tous fes rapports; & fi, durant le cours de ma pratique, l'obfervation peut m'avoir fourni affez de notions phyfiques & médicinales, pour la traiter rélativement à ce dernier point, je n'ai pas affez de connoiffances philofophiques, pour la difcuter rélativement au premier. Une telle queftion mérite cependant, la peine d'être décidée, autant pour le bonheur de l'humanité, que pour la tranquillité des familles; & comme elle intéreffe, en général, toute la fociété; la philofophie & la médecine doivent réunir leurs efforts & leurs lumières, pour la réfoudre, & pour déterminer pofitivement à quoi on devra s'en tenir.

Voici cette queftion réduite à fes termes les plus fimples. *Celui qui commet un fuicide, ou qui attente à fa vie, par quel moyen que ce foit, fans y réuffir, eft-il un fou ou non?*

Si, par le mot fou, on entend ce que signifie ordinairement ce terme parmi les médecins, il est
certain qu'un *suicidiste* (*) ne peut pas être regardé comme un fou; & qu'il ne l'est du tout point,
dans le sens qu'on le donne à un homme attaqué de
folie. Si, au contraire, on suppose que celui-là est
également fou, qui, dans le cours de sa vie, fait
des actes qui ne sont pas conformes, à la saine raison & au bon sens; alors, il y aura peu de gens,
qui ne soient dans le cas d'être fermés aux peti-
tites maisons, parce que, d'après cette manière de
raisonner, il faudra attacher à chacune de ces actions, l'idée & le nom de folie : alors, tout le
genre humain ne seroit plus, dans ce sens, qu'une
agrégation de fous; parce qu'il est difficile, pour
ne pas dire, impossible, qu'un homme n'ait pas,
dans le cours de sa vie, commis quelques actions
contraires au bon sens & à la raison; ce qui,
comme on voit, seroit de la plus grande ab-
surdité.

D'ailleurs, c'est une observation assez constante,
que les vrais fous attentent rarement à leur vie;
les registres de mortalité des hôpitaux où ils sont
détenus, en sont une preuve sans replique ; la
plûpart meurent de maladies chroniques, amenées,
le plus souvent, à la suite de l'état d'imbécillité,
dans lequel ils sont tombés; & quelques-uns, de
maladies aigues : au lieu que la plûpart de ceux
qui se sont donné la mort, n'étoient que des êtres
malheureux, livrés au désespoir; que l'on a faus-

(*) J'ai osé me servir de ce terme, que cependant je n'ai trouvé
nulle part, pour désigner celui qui commet un suicide : outre qu'il
est plus bref, il me paroit aussi plus expressif, & présente à l'esprit
une idée plus simple. Au reste, de même qu'on dit, *chymiste*, *ana-
tomiste*, &c: j'ai cru qu'on pouvoit aussi hasarder, *suicidiste*.

fement crû fous , & que l'on avoit , fans doute ,
renfermés , par manière de correction , pour caufe
de libertinage ou de prodigalité , & le plus fouvent , par de fecrets motifs d'intérêt. Au refte , ceux
qui ont commis des fuicides , & qui , en même
tems , étoient véritablement fous , étoient auffi reconnus atteints d'une aliénation d'efprit , déjà confirmée
depuis long-tems , & antécédente à leur mort. Sans
doute auffi , on les avoit déjà traités pour cette maladie ; & le traitement n'ayant peut - être pas ré-
pondu aux vues de guérifon , on avoit été contraint de les fermer , autant , parce que ces fortes
de malades font plus aifés à être traités , dans les
maifons qui leur font deftinées , que , parce que
voyant une incurabilité à peu près décidée , on
cherchoit à s'en débaraffer , en les féqueftrant de
la fociété. Les loix d'ailleurs font parfaitement
d'accord , fur ce point , avec la médecine : l'homme
que celle-ci a déclaré être fou , n'eft point regardé
par celles-là , comme infâme , quoiqu'il fe foit tué
lui-même ou qu'il ait voulu fe tuer ; fon cadavre
n'eft point fujet à la condamnation deshonorante ,
à laquelle le font les cadavres des vrais fuicidiftes ;
on ne les prive point de la fépulture , & leurs
biens ne fubiffent point de confifcation ; on ne
punit que celui qui fe tue de fang-froid , avec un
ufage entier de fa raifon , par la crainte d'un fup-
plice quelconque , ou pour éviter le deshoneur
attaché à quelque crime , fouvent , à quelque fauffe
démarche. On a donc toujours préfumé , que le
fuicide n'avoit point été commis , comme s'il
eût été caufé par la folie ; puifque les loix le
flétriffent de toute leur févérité , ce qu'elles ne
font point aux fous qui fe donnent la mort.

Au refte , combien n'a-t-on pas vû de fuicidiftes

qui , ayant voulu attenter à leur vie , fans cependant être fous, n'ont pû venir à bout de leur deffein ,
ni confommer leur action ; tantôt parce qu'ils en
ont été empêchés par quelques caufes imprévues ,
& tantôt parce que la douleur occafionnée par les
agens , mis d'abord en ufage , les a retenus &
détournés , par-là, de fe donner la mort ; ce qui eft
une des plus fortes preuves , que leur raifon n'é-
toit point aliénée , ni leur bon fens égaré ? D'ailleurs , comment pourroit-on accorder cette préten-
due aliénation d'efprit , avec les combinaifons , le
plus fouvent, préméditées , que font la plûpart de
ceux qui ont deffein de commettre un fuicide ? On
les voit charger un piftolet, ou un fufil , avec la même
tranquillité que s'ils vouloient aller à la chaffe ,
ou entreprendre un voyage de long cours ; fouvent
auffi la manière , avec laquelle ils cherchent à fe
donner la mort , exige des précautions , qui fuppo-
fent beaucoup d'intelligence & de fineffe ; & prefque tous ufent de rufes & de fupercheries , pour
fe fouftraire à l'importunité de leurs amis , ou de
leurs proches , afin de pouvoir confommer leur
trifte ouvrage , tout à leur aife. Veulent - ils terminer leur vie en fe noyant ; ils s'échappent de
la fociété , ils s'écartent des habitations ; & , pour
ne pas manquer leur coup , ils cherchent les ri-
vières qui ont le plus de profondeur , ou celles dont
le cours eft le plus rapide ? Employent - ils des
cordons , ou quelques autres moyens propres à
s'étrangler ? Quelle adreffe ne leur voit-on pas mettre , dans la manière de les arranger ? & quelles
reffources , fouvent très-ingénieufes , n'imaginent-ils
pas, pour fe défaire de ce prétendu fardeau de la
vie , après la prolongation de laquelle tous les hommes , en général , foupirent avec ardeur ? Et , remar-

, quez, je vous prie, que, par quelle voie que ce soit, qu'ils sortent de ce monde ? toujours, ils dirigent leurs coups sur les parties, effectivement les plus essentielles à la vie, c'est-à-dire, la tête ou la poitrine. Ce sont, presque toujours, les moyens les plus prompts & les plus décisifs, dont ils se servent : est-ce un instrument tranchant ? ils choisissent celui qui fera la plus large, ou la plus profonde blessure, & souvent celui, qui peut remplir les deux objets à la fois ; & si c'est un poison, ce sera le plus actif : enfin toutes leurs manœuvres, toutes leurs vues, bien-loin de déceler la folie, démontrent au contraire, une suite d'idées réfléchies, compassées, & si bien liées ensemble, qu'elles annoncent un jugement très-sain & un raisonnement si juste, que rarement, pour ne pas dire, jamais, on ne voit chez les fous ; & que presque toujours ils parviennent à leur but, c'est-à-dire, au suicide. Ainsi donc, d'après tout ce qu'on vient d'exposer, on doit conclure que le suicidiste n'est pas un fou : il ne peut être regardé que comme un lâche & un vicieux ; car la lâcheté est un vice de l'ame. Il commet donc cette action, parce qu'un chagrin, un déplaisir, ou une douleur, lui font trouver la vie insupportable : mais tous ces maux-là ne sont pas durables comme la mort. Le principe du suicide ne part que d'un faux raisonnement, celui d'imaginer, que vivre est un plus grand malheur que mourir. Ç'a donc été, jusqu'à présent, un préjugé & une opinion bien fausse, de croire un héros, celui qui savoit se donner la mort : & il s'en faut de beaucoup, qu'on dût regarder Caton comme tel, qui, n'ayant pas eu le courage de supporter la perte de sa patrie, préfera la fausse gloire de se délivrer de la vie, tandis qu'il en auroit acquife une bien plus vraie, plus folide & plus brillante, en ranimant tous fes efforts pour la fauver. D'ailleurs, c'eft un calcul très-facile à faire, que de décider, fi celui, qui fouffre avec fermeté un mal phyfique ou moral, pendant un long tems donné, n'a pas plus de grandeur & de courage dans l'ame, que celui qui fuccombe facilement à ces maux, ou qui ne fait les fupporter que pendant un efpace de tems plus court.

Qu'on ne donne donc plus, le nom de courageux à celui qui commet un fuicide, tandis qu'il ne mérite que celui de lâche : je ne connois rien, dans le monde, au-deffous de lui ? Qu'on ceffe donc, d'attribuer à une élévation d'ame & à une force d'efprit, ce qui n'en eft qu'une dégradation & une foibleffe outrée ? Par conféquent, toutes les fois qu'un homme attentera à fa vie, par quels moyens que ce foit, fans avoir donné précédemment quelques fignes de folie, ou fans être atteint d'une fièvre ardente, qui puiffe occafionner un tranfport fubit au cerveau ; cet homme, dis-je, n'eft point un fou, mais un vrai fuicidifte, dans toute l'étendue du terme ; il a, dès-lors, plus de droit à notre compaffion qu'à notre eftime, parce qu'outre le vol qu'il fait au genre humain, en fe privant d'un bien qui n'eft pas à lui, & qui appartient tout entier à la fociété, il outrage encore la divinité, en manquant abfolument de confiance aux foins continuels qu'elle prend, pour nous conduire au but moral qui nous eft deftiné. Laiffons donc aux loix, le foin d'exercer une rigueur philofophique, pour empêcher la propagation de cette efpèce de délire épidemique, qui, dans ce fiècle-ci s'eft malheureufement emparé de beaucoup de têtes ; & à la médecine, celui de chercher un moyen de parer ter à la folie , lorsqu'elle pourra la prévoir ? à la soulager ou à la déraciner totalement , si elle est assez heureuse pour découvrir des secours efficaces , jusqu'à présent , encore très-peu connus ?

Je termine ici , ce que mes réflexions aidées d'une observation suivie , ont pû me fournir sur ce qui regarde cette maladie si fâcheuse , pour le genre humain , qu'on appele *folie*. C'est au résultat des unes & des autres , que j'ai crû devoir donner le nom de *philosophie de la folie* ; parce que , de tous les maux qui nous affligent , celui-là est peut-être un de ceux , qui exigent le plus petit nombre des remèdes de la pharmacie. On réussit infiniment mieux & plus sûrement , auprès des malades qui en sont atteints , par la patience , par beaucoup de douceur , par une prudence éclairée , par de petits soins , par des égards , par de bonnes raisons & par des propos consolans qu'on essaye de leur tenir , dans les intervalles lucides dont ils jouissent quelquefois. C'est la réunion de tous ces moyens , que j'entends par *philosophie* ; c'est d'eux , plutôt que de tout ce fatras de drogues , dont en général on surcharge les malades , que dépendent les succès qu'on obtient ; & je soutiens que les secours moraux devroient , peut-être , être les seuls qu'on dût employer. Car , il faut l'avouer avec franchise , & je fais ici ma profession de foi en médecine : croit-on que ce soit les remèdes & , leur multiplicité , qui , le plus souvent & toujours guérissent nos maux ? Non , je le répéte , c'est à la nature que nous devons la guérison de la plus grande partie des maladies ; *natura morborum curatrix* ; le médecin y a une très-petite part , *medicus autem naturæ minister* ; & les médicamens presque point.

15

Il faut les apprécier à leur juste valeur, & ne pas leur donner une confiance plus étendue qu'ils ne la méritent. Rien ne décèle autant l'ignorance de l'artiste, que cette quantité & cette complication de drogues qu'il accumule dans ses ordonnances ; c'est une preuve qu'il ne sait à laquelle il doit avoir le plus de foi ; il donne à penser qu'il ne connoit pas la maladie, moins encore les ressources de cette bienfaisante nature ; & son incertitude dangereuse lui vaut alors un ridicule qu'il a justement mérité. Il ne faut ni trop attendre de la médecine, ni trop s'en défier. S'il y a peu de maladies qu'elle connoisse à fond, s'il en est plusieurs pour lesquelles elle ne connoisse pas de remèdes assurés ; il est cependant certain, qu'il en est beaucoup d'autres qu'elle traite, d'après des principes solides, & dont la guérison est presque infaillible ; du moins, l'expérience a découvert des choses nuisibles, dont la privation peut soulager lorsqu'elle ne peut guérir ; & le médecin, qui ne sauroit indiquer que ces palliatifs, seroit déjà un conseiller très-utile, en ce qu'il donne souvent à la nature, le tems de recouvrer ses forces & de combattre le mal avec plus de vigueur. Le ridicule dont on a souvent cherché à couvrir cet état, est des plus injustes ; il en est peu, de plus respectable & de plus utile, lorsqu'il est exercé avec noblesse ; mais il s'avilit, lorsqu'il se fait un jeu de la crédulité humaine, & devient des plus méprisables, lorsque, par légéreté, avarice, présomption ou ignorance, il change de petits maux en grands, & de légères indispositions en maladies mortelles. Il est permis à un médecin d'avouer sa défiance, & même de ne pas guérir ; mais celui, qui, pour l'intérêt de sa réputation, hafarde une vie, eft un affaffin. Qu'on ne penfe cependant pas, que je veuille prétendre par-là, que le médecin & fa fcience foient donc tout-à-fait inutiles! Je ne dirai point, comme J. J. Rouffeau, *que la médecine vienne donc fans le médecin?* Je prétends au contraire, que le médecin vienne avec la médecine; mais, avec cette médecine dépouillée de fon galimathias, de fon charlatanifme & furtout de cet appareil de drogues & de formules, dont elle eft le plus fouvent hériffée: je veux qu'il vienne, avec cet efprit obfervateur qui épie la marche de la nature, afin de la favorifer, d'aider fes pas, lorfqu'elle eft fur la bonne route, & de l'en détourner, lorfqu'elle en prend une mauvaife: je veux que le médecin vienne, avec cette lenteur éclairée & réfléchie, qui l'empêchera d'ordonner d'abord, à la première vue du malade, quelques médicamens actifs & incendiaires; bien fouvent, avant que le caractère de la maladie foit feulement développé; & furtout de donner, tête baiffée, dans les remèdes nouveaux, dont tout le mérite confifte à être affiché dans les papiers publics, & l'éfficacité à valoir de l'argent à leurs proneurs, & aux fourbes qui s'en difent les inventeurs: je veux enfin, que le médecin vienne avec cette philofophie douce & confolante, qui femble faire quelque chofe fans agir, & qui, fans vouloir d'abord confidérer la maladie comme un ennemi, s'attache au contraire à la careffer, pour ainfi dire, comme un ami, & à s'affurer, fi les forces vitales qui conftituent précifément, ce qu'on nomme, *la nature*, font feules fuffifantes avec quelques legers fecours, pour détruire les caufes qui paroiffent vouloir éteindre le principe de la vie.

C'eſt particuliérement, dans la plûpart des maladies aigues où le medecin doit peu agir : livrées
à elles-mêmes, elles guériſſent preſque toutes, par
la diète, par quelques boiſſons, par l'expectation
judicieuſe, & ſurtout par les efforts de la nature.
Donnez, dans ces cas-là, beaucoup de remèdes ?
vous êtes aſſuré d'intervertir ſon opération, de tout
brouiller, & de finir par juguler le malheureux
individu, ſoumis à votre deſpotiſme médical. Il
n'en eſt pas, tout-à-fait, de même, dans les maladies chroniques, ſurtout dans celles qui ſont ſuſceptibles de guériſon ; elles ont une marche, quoique moins ſaillante, pareille à celle des maladies
aigues ; durant leur cours, on en obſerve les commencemens, les progrès & les déclinaiſons. Un
jour aſſez heureux viendra peut-être, où l'on con-
noîtra l'ordre & les révolutions de ces maladies,
comme on connoit celles des aigues : celles-là ont
réellement beſoin des ſecours de l'art, & d'un médecin, tout à la fois, éclairé & qui ait de l'expérience : quelques remèdes ſimples, de l'exercice,
une règle exacte dans le régime de vivre, de la
conſtance, de la part du malade, à le ſuivre ;
& de celle du médecin à le faire obſerver, ſont
tout ce qu'il leur faut ; & dans les chroniques incurables, ſouvenez-vous de n'ordonner que peu ou
point de remèdes ? ſoyez plus conſolateur que médecin ; & que vos conſolations ſoient ſurtout données, avec cette probité & cet honneur, qui ne
ſont pas, dans bien des occaſions, les moindres
qualités d'un médecin ? C'eſt-là tout ce qu'on peut
oppoſer à ces cruelles affections, & mettre en uſage,
auprès de ceux qui en ſont attaqués. D'après un
pareil aveu, on ne manquera pas de m'appeller

un faux-frère , à caufe du fcepticifme avec lequel je traîte la médecine. Toute la pharmacie & les médicaftres éleveront leurs clameurs contre moi ; mais, que m'importent leurs cris, lorfque celui de ma confcience rétentit encore, plus haut que ceux qu'ils pourroient faire entendre ? J'ofe le prédire, il arrivera un tems , peut-être pas trop éloigné, où l'art de la pharmacie , & celui d'écrire des ordonnances, deviendront des arts inutiles. Une bouteille d'Alcohol, ou de la folution d'Opium , fera fubftituée à la quantité énorme de drogues des apoticaireries. La médecine la plus fimple eft celle que j'ai adoptée ; je l'ai puifée dans Hippocrate & dans les plus célèbres praticiens : elle m'a toujours paru la meilleure , & m'a heureufement toujours mieux réuffi. Ce paradoxe m'expofera peut-être , je le répéte , au ridicule & au reffentiment des gens de l'art ; *parce que , comme dit Helvetius , toute idée trop étrangère à notre manière de voir & de fentir , nous femble toujours ridicule. Nous n'eftimons jamais que les idées analogues aux notres , parce que nous fommes, dans la néceffité , de n'eftimer que nous dans les autres.*

Si je regarde l'abus des drogues & leur multiplicité, comme inutile & même dangereux pour la guérifon des maladies du genre humain , je ne prétends pas , pour cela , que le médecin néglige de s'inftruire de toutes les autres connoiffances, qui peuvent avoir rapport à la médecine pratique. Parmi ces différentes connoiffances, l'anatomie eft, fans contredit, une de celles qui doit y tenir le premier rang ; c'eft une fcience effentielle à acquérir , quoique , à la vérité, difficile & dégoutante. Son étude   us met , fans ceffe , fous les yeux ; les débris de la mort, & on cherche, dans des reſtes à moitié corrompus, les cauſes de la vie, & les remèdes aux accidens qui la menacent : on ne meſure pas la patience & le courage, dont on a beſoin pour ſe livrer à l'anatomie, ni combien on eſt redevable à ceux, qui s'y ſont particuliérement appliqués ; qui, en cherchant les plus petits replis de notre organiſation, y ont fait des découvertes qui annoncent autant la beauté de l'ouvrage, que la ſageſſe & la profondeur de l'ouvrier. Il eſt certain, que celui, qui poſſédera le mieux la connoiſſance de la ſtructure humaine, ſera auſſi celui qui ſera le plus apte à en guérir les infirmités ; parce qu'il eſt démontré, que celui-là eſt le plus capable de racommoder une machine détraquée, qui en connoit, parfaitement bien, toutes les connexions & tous les reſſorts. Ainſi donc, voulez-vous avoir des praticiens éclairés en médecine, & qui ne ſe méprennent pas dans la connoiſſance des maladies, ni dans le ſiége qu'elles occupent ? faites qu'ils ſoient bien inſtruits en phyſiologie ; qu'avec cette connoiſſance ils aillent dans un hôpital obſerver attentivement ce qui arrive aux malades ; & que, de l'hôpital ils paſſent à un amphithéâtre anatomique, pour fouiller dans les cadavres, les cauſes de la mort, & leurs effets ſur l'économie animale ? Qu'ils comparent enſuite leurs obſervations pathologiques, avec celles que leur auront fourni les diſſections ; & ils appliqueront alors, avec aſſurance, des remèdes efficaces, dont toute la ſcience ſuffit & peut conſiſter dans la connoiſſance de quelques plantes & de leurs vertus ? Car, que de compoſitions vieilles & inutiles renferment les boutiques des apoticaires, qui

moisissent dans leurs pots , & dont il seroit peut-
être dangereux d'éprouver l'ancienneté ! D'après ces
principes incontestables ; dans les milliers de maux
qui nous assaillent journellement , quelle confiance
pourra-t-on donc avoir, pour leur guérison , en ces
brigands dont regorge aujourd'hui la médecine ;
qui , ne se doutant pas même de l'importance de
l'anatomie , ne savent pas seulement comment est
construit le bout de leur nez? gens la plûpart sans
aveu ; imposteurs d'autant plus à craindre , que les
les loix , malgré leur vigueur , ne peuvent les atteindre pour en débarasser la société , & que l'ig-
nominie ne peut les humilier. Ah ! elles sévissent ,
à juste titre , contre les assassins particuliers qui
attendent les passans sur les grands chemins ; elles
auroient bien tort , si elles se taisoient contre ces
assassins publics , cent fois plus dangereux encore ;
& qui , après avoir profité de la crédulité publi-
que , finissent par faire tomber , sous leurs coups
meurtriers , une foule de dupes , victimes mal-
heureuses de leur ignorance & de leurs fourberies.
Je sais qu'on ne cesse de reprocher à la médecine , la pratique très-mal assurée des jeunes médecins ; mais , quoique ce reproche paroisse , en
quelque manière , assez fondé , il est cependant fort
injuste. Il n'y a point de profession, de qui la société exige davantage ; mais trop souvent , elle se
relâche , à l'égard de ceux qui se mêlent de l'exercer , des prétentions qui seroient le mieux méri-
tées. Souvent , elle apprécie mal les sacrifices & les
travaux , que l'étude & l'exercice de la médecine
nécessitent , les soins & les services qu'elle rend.
Une bonne renommée est , sans doute , un bien
estimable ; mais, qu'est-ce qu'un bien , que chaque

méchant peut nous ravir ? Je regarde son suffrage
comme une injure ; il n'y a que celui des ames
honnêtes, qui doive nous flatter ; & celles-là ne
sont ni promptes à le donner, ni promptes à le
reprendre. Ce que l'on dira, ou ce que l'on pen-
sera de vous, n'ajoute ni n'ôte à votre mérite in-
trinsèque : blâmé ou loué, vous êtes également le
même homme. Si votre mérite est tel qu'il doit
être, la détraction ne peut l'abattre, l'éloge ne peut
l'énorgueillir. Qu'un artiste, de quelle profession
qu'il soit, gâte son ouvrage, plusieurs fois, avant
de réussir à en faire un bon ; on le lui pardonne, parce que les débris en sont, ou de peu de
valeur, ou peuvent encore servir à quelque usage :
si c'est un peintre ou un statuaire, il n'y aura que
des couleurs, des toiles ou du marbre de perdus ;
mais, en médecine, on est inexorable, parce que
c'est l'homme qui est le sujet sur lequel l'art s'exerce ; que les plus petites fautes entraînent du danger avec elles ; & que, si elles causent la perte
d'un individu qui auroit pû guérir, cette perte
devient irréparable. Si quelque chose peut dédom-
mager la médecine, de cet opprobre, tout à la
fois, inique & cruel ; c'est que, malgré cette fata-
lité attachée à son exercice, de grands hommes
en médecine se sont cependant élevés au plus haut
degré de célébrité. D'ailleurs un médecin, qui ap-
porte, dans son état, un bon esprit & le désir
de le remplir sans reproche, sera toujours un médecin, dont le public devra être suffisamment sa-
tisfait : il aura répandu le bonheur, parce qu'il
aura été utile ; il en aura joui, parce qu'il étoit
sensible : supérieur au commun des hommes, par
l'étendue de l'esprit & des connoissances, il faut
qu'il

qu'il le foit auffi, par les qualités du cœur, c'eft-
à-dire, qu'il ait la probité & l'habileté ; le vraî
favoir même, lorfqu'il eft féparé de la probité,
n'eft qu'un titre de plus à la haine, parce qu'il
augmente le pouvoir de nuire, & qu'il peut être
également le partage de l'ame la plus vile ; *medicus eft vir probus, medendi peritus* : & cette probité, qualité fi aifée dans la plûpart des profef-
fions, l'eft infiniment moins dans celles qui font
publiques & importantes comme la médecine ; elle
doit être au point de fe refufer, même les dou-
ceurs du fommeil, s'il pouvoit en réfulter du dommage pour qui que ce fût.

Telles font les réflexions où la folie m'a entraîné,
& je ferois bien heureux d'être atteint de celle,
dont je viens de tracer les caractères. Toutes mes
vues, du moins, & tous mes efforts tendent à ce
but, parce que chacun aime à être fou à fa guife.
J'ai appelé, en écrivant, toute ma raifon à mon
fecours ; j'ai pris tous les renfeignemens poffibles,
fur le fujet que j'ai traîté ; & l'obfervation a été
mon guide principal. Je ne me fuis pas contenté
des méditations & des recherches que j'ai faites,
j'ai encore confulté des amis, & j'ai éprouvé combien il eft doux d'en avoir de vrais, dans toutes les occafions de la vie : trop heureux encore, fi
j'avois dit tout ce qu'il faut ; fi je n'avois dit que
ce qu'il faut ; & fi je l'avois dit, comme il faut !
Dans une condition riche, l'efprit indépendant de
tout foin & de toute fervitude, développe fes fecrets & fes refforts ; il n'eft point arrêté, dans
fa marche, par des confidérations humaines, par
des projets ambitieux, par l'amour du falaire : &
bien, quoique dans une condition médiocre, j'ai

crû devoir dire la vérité , parce que je la pen-
fois : & comme je lui rendrai toujours un hommage fidèle & fincère ; fi je me fuis trompé, fi j'ai
pris fes apparences, pour la réalité même , je fe-
rai toujours auffi courageux à reconnoître & à avouer
mon erreur, que je l'aurai été à en foutenir l'oppofé
& à le publier.

FIN.

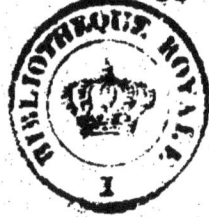

J'ai lû un manufcrit, qui a pour titre, LA PHI-
LOSOPHIE DE LA FOLIE ; & je n'y ai rien trouvé qui
puiffe en empêcher l'impreffion. Ce 13 Juillet 1791.

J. DUCRET , *Cenfeur Royal.*

Vû. Eft permife l'impreffion.
Chambery ; ce 16 Juillet 1791.

Le Chev*. D'ALEXANDRY ,
pour la grande Chancelerie.

www.ingramcontent.com/pod-product-compliance
Lightning Source LLC
Chambersburg PA
CBHW071157200326
41519CB00018B/5264